Vallendarer Schriften der Pflegewissenschaft

Band 4

Reihe herausgegeben von
Hermann Brandenburg, Vallendar, Deutschland
Sabine Ursula Nover, Vallendar, Deutschland

Fragen der Pflege sind immer auch Fragen danach, wie eine Gesellschaft mit Leben, Krankheit, Alter und Tod umgeht, wie aktuelle gesellschaftliche und politische Debatten zeigen. Pflegewissenschaft hat zum einen zur Aufgabe, die aus ihrer Perspektive bedeutsamen Themen in diese Diskurse einzubringen und auf der anderen Seite deren wissenschaftliche Bearbeitung durch Theorie- und Methodenentwicklung voranzutreiben. Die von ihr generierten wissenschaftlichen Ergebnisse sollen somit auch die (fach-)politischen und gesellschaftlichen Diskussionen befördern.

Die Pflegewissenschaft in Vallendar greift diese Herausforderungen auf und weist neben der Grundlagenforschung auch einen bedeutenden Anwendungsbezug aus; in allen Themenfeldern geht es daher immer auch um Fragen von Implementierung innovativer Konzepte, Dissemination neuer Erkenntnisse und nicht zuletzt auch kritischer Folgeabschätzung von Innovationen.

Diese Entwicklung wird durch die Reihe „Vallendarer Schriften der Pflegewissenschaft" der Pflegewissenschaftlichen Fakultät der Philosophisch-Theologischen Hochschule Vallendar (PTHV) abgebildet.

Kontakt:
Univ.-Prof. Dr. Hermann Brandenburg, hbrandenburg@pthv.de
Jun.-Prof. Dr. Sabine Ursula Nover, snover@pthv.de

Weitere Bände in der Reihe http://www.springer.com/series/15988

Sabine Ursula Nover
(Hrsg.)

Theoriegeleitete Forschungswege in der Pflegewissenschaft

Methodologie und Forschungspraxis bei Praxeologie, Hermeneutik und Ethnographie

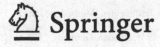
Springer

Hrsg.
Sabine Ursula Nover
Philosophisch-Theologische
Hochschule Vallendar
Vallendar, Deutschland

Vallendarer Schriften der Pflegewissenschaft
ISBN 978-3-658-28076-5   ISBN 978-3-658-28077-2   (eBook)
https://doi.org/10.1007/978-3-658-28077-2

Die Deutsche Nationalbibliothek verzeichnet diese Publikation in der Deutschen National-
bibliografie; detaillierte bibliografische Daten sind im Internet über http://dnb.d-nb.de abrufbar.

Springer ist ein Imprint der eingetragenen Gesellschaft Springer Fachmedien Wiesbaden GmbH
und ist ein Teil von Springer Nature.
Die Anschrift der Gesellschaft ist: Abraham-Lincoln-Str. 46, 65189 Wiesbaden, Germany

Inhalt

Sabine Ursula Nover

Einleitung

Was kann Wissenschaft aussagen und wie kommt sie zu ihren Erkenntnissen?

Das ist eine zentrale Frage, vor allem in Zeiten, in denen Wissenschaft unter starkem Legitimierungsdruck steht, ihre Erkenntnisse mit auf anderen Wegen entstandenen Überzeugungen konkurrieren müssen und in denen das Unwort des Jahres ‚alternativen Fakten' lautet.

Angesichts aktueller Entwicklungen und dem schwindenden Vertrauen in, sowie wachsendem Misstrauen gegenüber traditionellen Informationsmedien, wird auch für Wissenschaft die Frage nach der Legitimierung der in ihrem Namen veröffentlichten Informationen auf eine andere Weise virulent. Diese Auseinandersetzung war immer Teil guter Forschung und ausgearbeiteter Methodologien; Mechanismen der Selbst- und Fremdkontrolle sowie Verhaltenskodizes zeugen von der großen Bedeutung, die dieser Thematik zugeschrieben wird. Der Legitimierungsdruck entsteht unserer Beobachtung nach aktuell stärker in der Verbindung zwischen Wissenschaft und sie umgebender Gesellschaft und wird mit neuen Formen des Transfers und der Transparenz beantwortet.

In dem Methodenworkshop, der am 22. und 23.01.2018 an der Philosophisch-Theologischen Hochschule Vallendar stattgefunden hat, wurde die Thematik der Begründbarkeit wissenschaftlicher Erkenntnis unter einem speziellen Aspekt diskutiert: der Bedeutung, die eine der Forschung zugrundeliegende Theorie über die daraus resultierenden methodologischen Forderungen an die Methode für die erzielten Ergebnisse hat. Die hier im Fokus stehenden Verfahren haben gemeinsam, dass sie empirische Daten in Textform bringen und diese Texte dann interpretieren, indem

© Springer Fachmedien Wiesbaden GmbH, ein Teil von Springer Nature 2020
S. U. Nover, *Theoriegeleitete Forschungswege in der Pflegewissenschaft*, Vallendarer Schriften der Pflegewissenschaft 4, https://doi.org/10.1007/978-3-658-28077-2_1

Sinnstrukturen und Handlungsmuster rekonstruiert und gedeutet werden.

Für den Zusammenhang von Theorie und Empirie und für ihre wechselseitige Bedeutung verdienen drei Aspekte eine besondere Beachtung. Die Artikel in diesem Buch setzen entsprechend drei Schwerpunkte, die in diesem Zusammenhang bedeutsam sind.

Der erste Schwerpunkt liegt auf der Theoriebasis.

Theorie hat unterschiedliche Funktionen für empirische Forschung; zunächst liefert sie grundlegende Sozialtheorien. Somit ist zunächst zu klären, von welchen Grundannahmen man ausgeht, um diese dann transparent zu machen. Strübing hat das „basale Annahmen über die Beschaffenheit von Sozialität" (Strübing 2013:32) genannt, die axiomatischen Charakter haben oder Axiome sind, also selbst nicht Ergebnis von Empirie, nicht letztbegründbar, nicht logisch ableitbar. Das beinhaltet etwa Annahmen darüber, ob Menschen durch Strukturen in ihrem Handeln bestimmt werden oder ob durch Handeln und Interaktion Strukturen geschaffen werden. Zum zweiten ist Theorie das angestrebte Ziel von empirischer Forschung, wenn es darum geht, gegenstandsbezogene Theoriebildung zu betreiben, wie es, sehr prominent aber keineswegs allein, in der Grounded Theory gefordert wird. Zum dritten bekommt Empirie die Legitimation ihres Geltungsanspruches durch die jeweilige zugrunde gelegte Theorie. Die Phasen des Forschungsprozesses, die vor der Erhebung liegen, sind maßgeblich von der theoretischen Einbettung geprägt. Damit sind das Finden der Forschungsfrage, die Festlegung des Designs, die Konstruktion der Erhebungsinstrumente, die Wahl der Auswertungsmethode gemeint.

In der Forschungspraxis finden sich unterschiedliche Standpunkte bezüglich des Zusammenhangs von Theorie und Empirie. Die beiden gegensätzlichen Pole werden durch die Setzungen von Empirie als Überprüfung/Testung von Theorien/Hypothesen bzw. Empirie als alleiniger Basis zur Generierung von Theorien gebildet.

Auch hier zeigen sich Funktion und Einfluss von Theorie auf Empirie: „Sobald wir uns einmal von der Vorstellung verabschiedet haben, Methoden seien neutrale Werkzeuge der Sozialforscherinnen, bekommt die Frage der genaueren Beschaffenheit des Verhältnisses von Theorie und Methode besondere Bedeutung." (Strübing 2013:32)

Der zweite Schwerpunkt liegt auf der Methodologie.

Methodologie ist hier als theoretischer Begründungsrahmen für das methodische Vorgehen, als Legitimation von Methoden als wissenschaftlich zu verstehen (Strübing 2013:26).

In den vorliegenden Artikeln werden die Fragen nach der Natur des Wissens und dem Prozess des Wissenserwerbs (Mayer und Rosmann, 2016) aus methodologischer und forschungspraktischer Sicht beleuchtet.

Die Autorinnen/der Autor stellen Auswertungsmethoden vor, die eine ausgearbeitete Methodologie vorweisen. Dazu gehören in der Theorie begründete Kriterien, die im Forschungsverlauf einzuhalten sind. Das sind z.B. Gütekriterien, denen unterschiedliche Logiken der Bestimmung zugrunde liegen und die der jeweiligen Erhebungs- bzw. Auswertungsmethode ihre Begründungsbasis, ihre Anerkennung als wissenschaftlich fundiert liefern. Dazu müssen solche „Kriterien benannt werden, mit denen empirische Daten systematisch und methodisch kontrolliert analysiert werden", wie es Kleemann (u.a. 2014:14) ausgedrückt haben.

Strübing hat diese Kriterien so zusammengefasst:

„Mit den Prinzipien von Gegenstandsangemessenheit, Offenheit, Kommunikation, Prozesshaftigkeit und Reflexivität schält sich bei aller Unterschiedlichkeit qualitativer Ansätze doch ein gemeinsamer Kern qualitativer Methoden heraus, auf den sich die einzelnen Verfahren in leicht variierender Form beziehen" (Strübing 2013:25) Diesen Kriterien wird in der forschungspraktischen Umsetzung je spezifisch Geltung verschafft.

Der dritte Schwerpunkt liegt auf der Subjektivität aller Erkenntnis. Alle Empirie ist subjektiv – wie mit dieser Subjektivität umgehen? Das ist das weitere forschungslogische Problem, das es methodologisch zu lösen gilt.

Die Erhebungsphase der Forschung fußt auf der Wahrnehmung der Forschenden. Menschliche Wahrnehmung findet nur in engen Grenzen statt, sie ist durch unsere Sinnesorgane beschränkt. Daher ist schon immer versucht worden, diesem Mangel durch technische Hilfsmittel abzuhelfen und, wie Reichertz (2000: 13) gesagt hat, den Sinnesapparat systematisch auszudehnen. „Manche dieser Medien erweiterten die Reichweite der Sinne, andere erhöhten deren Sensibilität, andere vergrößerten deren Speichervermögen und wieder andere verstärken deren Aufnahme- und Verarbeitungsgeschwindigkeit".

Diese Ausdehnung hat aber keinen Einfluss auf die Subjektivitätsproblematik, auch wenn das zunächst, etwa bei Audio- oder Videoaufzeichnungen, so scheint. Eine entsprechende (produktive) Kritik daran, vor allem an der Position des Induktivismus, gibt es ebenso lang: So hat, wie Reichertz anmerkt, „KANT auf die unhintergehbare Selektivität des menschlichen Erkenntnisapparates aufmerksam [gemacht], Marx (und später Mannheim) zeigten dessen Bindung an die soziale Position und Freud die an das individuelle Schicksal". (Reichertz 2000: Abs.14)

Auch mit der Frage der Subjektivität wird je nach theoretischem Ausgangspunkt unterschiedlich umgegangen.

Wissenschaft will regelmäßig zu allgemeingültigen Aussagen kommen. Wie weitreichend diese Allgemeingültigkeit ist, hängt von der gewählten Auswertungsmethode und dem Forschungsdesign ab. „Fast allen geht es auch um das Muster, das verbindet, das Muster, das verstehen lässt, das Muster, das erklärt." (Reichertz 2000: 68)

In allen Artikeln wird danach gefragt, was genau im Feld passiert, wie es beschrieben, wie es verstanden und wie die Ergebnisse dann theoretisch durchdrungen und damit so abstrahiert werden können, dass sie wiederum in eine Theorie einmünden können. Damit soll nicht zuletzt die zentrale Bedeutung von Theorie für Empirie unterstrichen werden, um „diese[r] gedankenlose[n] Ablösung ihrer Theorie von der Empirie" (Knoblauch 2013: Abs. 18) etwas entgegen zu setzen, es soll aber auch „Aufklärung der eigenen Praxis" (Reichertz u.a. 1999: 9) geleistet werden, sowohl selbstreflexiv, wie in diesem Rahmen vor allem auch intersubjektiv nachvollziehbar.

Nicht zuletzt gilt aber, dass alle Methoden eingeübt werden müssen, was Birgit Panke-Kochinke einmal so formuliert hat: „weil das Eigentümliche einer Methode eben auch darin besteht, dass man sie praktizieren muss, um sie verstehen und kritisieren zu können. Nur in der Anwendung, in dem Erkennen von Fehlern und in der Kontrolle durch andere ist nachvollziehbar, was eine solche Methode jeweils leisten kann" (Panke-Kochinke 2004: 59).

Was kann Wissenschaft aussagen und wie kommt sie zu ihren Erkenntnissen?

Vier Antworten werden in diesem Band vorgestellt.

Sabine Nover macht den Auftakt mit einer theoretischen Herleitung der für Wissen zentralen Grundbedingung Verstehen, dabei den Fragen nachgehend, wie Verstehen ablaufen und was überhaupt verstanden werden kann, sowie welcher Zusammenhang zwischen den Konzepten Verstehen und Sinn bei unterschiedlichen theoretischen Fundamenten besteht.

Um das Verstehen der Implikationen und Folgen bei der Übernahme einer anderen theoretischen Perspektive geht es Michael Jonas. Er beschreibt, wie über den praxeologischen Zugang das Verstehen von Pflegeprozessen auf andere Füße gestellt wird und zu welchen Ergebnissen eine praxistheoretisch basierte empirische Forschung kommt.

Das Verstehen von Handlungspraxis und implizitem Wissen ist das Thema des dritten Artikels. Beatrix Döttlinger zeigt in ihrer Arbeit zu Gestischer Kommunikation auf, wie Zugänge über eine besondere Form der an die Gegebenheiten angepassten Kommunikation geschaffen werden können. Dabei zeichnet sie den Verstehensprozess nach, der sie im Rahmen eines Forschungsprojektes zu gestisch-kommunikativem Handeln von Pflegenden mit Menschen mit fortgeschrittener Demenz beschäftigt hat.

Vor allem um die Aspekte Subjektivität und Reflexion geht es Christine Keller. Um zu verstehen, wie die Vermittlung von Handlungspraxis funktioniert, analysiert sie ethnographisch im Sinne des lebensweltlichen Forschungsansatzes ihre eigene, im Rahmen des Workshops gehaltene Veranstaltung. Basierend auf den Prämissen der Wissenssoziologie geht es ihr darum zu rekonstruieren, wie Lehren und Lernen funktioniert und was wechselseitig dabei passiert.

Literatur

Kleemann, Frank / Krähnke, Uwe / Matuschek, Ingo (2009): Interpretative Sozialforschung. Wiesbaden: VS Verlag

Knoblauch, Hubert (2013): Qualitative Methoden am Scheideweg. Jüngere Entwicklungen der interpretativen Sozialforschung [30 Absätze]. *Forum* Qualitative Sozialforschung / Forum:Qualitative Social Research, 14(3), Art. 12, http://nbn-resolving.de/urn:nbn:de:0114-fqs1303128

Mayer, Anne-Kathrin / Rosmann, Tom (Hrsg.) (2016): Denken über Wissen und Wissenschaft – Epistemologische Überzeugungen. Lengerich: Pabst Science Publishers

Panke-Kochinke, Birgit (2004): Die rekonstruktive hermeneutische Textanalyse. In: Pflege und Gesellschaft, 9. Jg., 2/2004. S. 59-63

Reichertz, Jo ; Hitzler, Ronald ; Schröer, Norbert (1999): Das Arbeitsfeld einer hermeneutischen Wissenssoziologie. In: Hitzler, Ronald / Reichertz, Jo / Schröer, Norbert: Hermeneutische Wissenssoziologie: Standpunkte zur Theorie der Interpretation. Konstanz: UVK Univ.-Verl. Konstanz, 1999. - ISBN 3-87940-671-5, 9-13. https://nbnresolving. org/urn:nbn:de:0168-ssoar-13218

Reichertz, Jo (2000): Zur Gültigkeit von Qualitativer Sozialforschung [76 Absätze]. Forum Qualitative Sozialforschung / Forum: Qualitative Social Research, 1(2), Art. 32, http://nbnresolving. de/urn:nbn:de:0114-fqs0002324.

Strübing, Jörg (2013): Qualitative Sozialforschung. München: Oldenburg

Sabine Ursula Nover

Verstehen als Erkenntnisprinzip in der qualitativen Sozialforschung. Theorie - Methodologie - Methode

1. Ausgangspunkt

Was kann Wissenschaft aussagen und wie kommt sie zu ihren Erkenntnissen? Der in der Einleitung dieses Buches gestellten Frage nach Prozessen der Entstehung begründeten Wissens will ich im Folgenden mit der Herleitung eines zentralen Pfeilers rekonstruktiver Sozialforschung nachgehen: der Frage danach, was Verstehen ist und wie es gelingen kann[1].

In der Pflegeforschung qualitative Methoden einzusetzen hat einen bestimmten Zweck: es geht um die Rekonstruktion von Handlungs- und Kommunikationsprozessen im menschlichen Miteinander. Der Sinn einer solchen Rekonstruktion erschließt sich über einen alltagssprachlichen Begriff, der ebenso einfach wie komplex ist: das Verstehen. Mein Gegenüber im Pflegeprozess zu verstehen meint, in Handlungssituationen zu begreifen, was sie oder er mir sagt, sagen will, meint und meinen könnte und dabei zu berücksichtigen, dass ich selbst auf eine bestimmte Art und Weise reagiere, die sich mir nicht immer erschließt. Diese Prozesse des Verstehens oder Missverstehens in aufwändigen Forschungsprozessen zu rekonstruieren, hat handlungspraktisch ein offensichtliches Ziel und wird Teil eines zirkulierenden Prozesses: ich möchte mein Gegenüber verstehen lernen um ihm/ihr besser gerecht zu werden, da von Seiten der Pflegepraxis aus betrachtet Verstehen die Grundvoraussetzung für passgenaue pflegerische Interventio-

---

[1] Für die anregenden und erhellenden Diskussionen bei der Beschäftigung mit dem Thema ‚Verstehen' danke ich Birgit Panke-Kochinke.

© Springer Fachmedien Wiesbaden GmbH, ein Teil von Springer Nature 2020
S. U. Nover, *Theoriegeleitete Forschungswege in der Pflegewissenschaft*, Vallendarer
Schriften der Pflegewissenschaft 4, https://doi.org/10.1007/978-3-658-28077-2_2

nen, für die Umsetzung von Bedürfnisgerechtigkeit und Selbstbestimmung, für die Hilfe zum Gesundwerden und –bleiben, für den
Umgang mit Krankheit ist.

Verstehen anzustreben ist eine Frage der ethischen Haltung, die
einerseits einen bestimmten Umgang miteinander als Ziel meines
pflegerischen Handelns verlangt, und mich andererseits zu der
Überlegung veranlasst, wie ich wissen kann, dass das, was ich
tue, auch gut für mein Gegenüber ist. *Gut* meint dabei sowohl im
Sinne meines Gegenübers als auch pflegerisch sinnvoll. Genau an
diesem Punkt kann die qualitative Sozialforschung eine Hilfestel-
lung bieten, um handlungspraktische Anforderungen von einer
wissenschaftlichen Perspektive aus kritisch zu begleiten.

Dazu ist es im Sinne der interpretativ-rekonstruktiv arbeitenden
Sozialforschung[2] zunächst einmal notwendig zu analysieren, wie
diese Interaktionsprozesse im menschlichen Miteinander überhaupt ablaufen. Der genaue, methodisch geschulte Blick erst eröffnet mögliche Perspektiven für eine Veränderung im Hinblick auf
eine ethisch und wissenschaftlich untermauerte Haltung und liefert, nicht zuletzt, die fundierte Begründung für (professionelles)
Handeln.

Von Seiten der Forschung geht es bei der Frage, wie wir überhaupt eine andere Person verstehen können, wie wir Zugang zu
jemand anderem finden, um originär methodologische Probleme.
Beiden gemein ist die immer wieder neu zu lösende Aufgabe, wie
herausgefunden werden kann, was jemand meint und warum jemand etwas macht - oder nicht macht -, häufig verschärft durch die
Bedingung, dass dieser Jemand anders als gemeinhin üblich
kommuniziert.

---

[2] Nur um diese und das auch nur in den Spielarten, wie sie im hier vorliegenden
Band vertreten sind, wird es im Folgenden gehen.

Eine erste zentrale Frage lautet also: Wie kann es methodisch gelingen zu rekonstruieren, was Menschen tun und warum sie es tun? Oder anders formuliert: Wie kann es methodisch gelingen, zu verstehen, welchen Sinn Menschen ihrem Handeln geben? Um diese Frage beantworten zu können erscheint es zunächst einmal notwendig, diese auf ihre erkenntnistheoretischen Grundlagen zu stellen. Dabei kann es nicht um letztendliche Gewissheiten gehen; allen Erkenntnisprozessen sind je nach theoretischem Hintergrund Grenzen gesetzt, die es zu reflektieren gilt.

Drei Begriffe sind daher zunächst auf einer theoretischen Ebene zu klären: Wissen, Verstehen und Sinn (Kap. II); anschließend werde ich die daraus folgenden forschungslogischen Konsequenzen, somit die methodologische Ebene (Kap. III), und die forschungspraktischen, auf der methodischen Ebene (Kap. IV) liegenden Implikationen beleuchten. Dabei nehme ich, von vielen möglichen, *die* Denkrichtungen mit ihren Weiterentwicklungen in den Blick, die in den in diesem Band versammelten Aufsätzen eine zentrale Rolle spielen.

2. Die Ebene der Theorie: Epistemologische Grundlagen

Mit dem Begriff Epistemologie werden „Annahmen einer Person über die *Natur von Wissen* und den *Prozess des Wissenserwerbs*" bezeichnet (Hofer & Pintrich, zit. nach Meyer /Rosmann 2014:6). Welche Überzeugungen jemand darüber hat, was man überhaupt wissen kann, hängt vor allem damit zusammen, welche Vorstellung man über Fähigkeiten und Funktionsweise des menschlichen Geistes hat, welche Voraussetzungen für den Wissenserwerb man anerkennt, welche Bedingungen gelten sollen, damit Wissen als gültig akzeptiert werden kann. Die Erkenntnistheorie ist ein umfangreiches und weit verzweigtes Gebiet vor allem der Philosophie; hier sollen allerdings nur die Aspekte der Möglichkeit des

Wissenserwerbs, der Bedingungen für Erkenntnis und der Wahrnehmung mit ihrer Weiterführung zum Verstehen als Erkenntnisquelle beleuchtet werden.

So hat der Mediziner Ludwik Fleck bereits in den 1930er Jahren das Konzept des Denkstils und des Denkkollektivs entwickelt, das seiner Zeit weit voraus war[3], und auf elegante Weise die soziale Bedingtheit wissenschaftlicher Erkenntnis ins Spiel bringt. Damit berührt er die zentrale wissenssoziologische Annahme der Eingebundenheit von Wissen in den sozialen Kontext.

Durch die Wechselwirkung, ja wechselseitige Abhängigkeit von Erkenntnis und sozio-kultureller Gebundenheit gilt: „Weder dem ‚Subjekt' noch dem ‚Objekt' kommt selbstständige Realität zu; jede Existenz beruht auf Wechselwirkungen und ist relativ" (Fleck zit. nach Lothar Schäfer / Thomas Schnelle 2017:XXIII). Fleck zeigt anhand von in der Medizin lange als unstrittig angesehenen ‚wissenschaftlichen Tatsachen', die sich im Verlauf als falsch herausgestellt haben, dass Wahrnehmung, Interpretation und Bedeutungszuschreibung biologischer Vorgänge abhängig sind vom Denkkollektiv, in das die Forschenden eingebunden sind[4], und spricht von der „kulturhistorischen Bedingtheit der angeblichen erkenntnistheoretischen Wahl" (Fleck 2017:15).

Erkenntnistheoretisch gelten die Annahmen, dass menschliche Handlungen wissensgeleitet und –generierend sind; sie müssen in

---

[3] Erich Otto Graf und Karl Mutter bezeichnen Flecks Überlegungen „geradezu als eine Vorwegnahme heutiger wissenschaftskritischer Diskurse", 2000: 277
[4] Fleck zeichnet u.a. die Geschichte der Syphilisforschung nach und zeigt, dass die Ergebnisse scheinbar objektiver Prüf- und Nachweisverfahren wie auch die Verfahren selbst nur in Abhängigkeit vom jeweiligen Denkkollektiv entstanden sind und die Zeitgenossen überzeugen konnten. Diese Denkkollektive haben starke Beharrungskräfte, bauen in sich geschlossene Meinungssysteme auf und üben eine enorm steuernde Kraft auf die Mitglieder aus. Er konstatiert: „Das Wissen war zu allen Zeiten für die Ansichten jeweiliger Teilnehmer systemfähig, bewiesen, anwendbar, evident. Alle fremden Systeme waren für sie widersprechend, unbewiesen, nicht anwendbar, phantastisch oder mystisch" (ebenda: 34)

nachvollziehbarer Weise zur Verfügung stehen, um verstanden und „soziale Wirkung" (Hitzler 2015:118) zeigen zu können. Für die hier interessierende Fragestellung sind hinsichtlich der Erlangung von Wissen bedeutsam: die Art der Überprüfung von Annahmen oder Ideen, der Einbezug des Kontextes, die soziale Konstruktion und damit soziale Bedingtheit, die Prozesshaftigkeit, zusätzlich ein individueller, gleichzeitig typischer Weg der Aneignung von Wissen. So generiertes, scheinbar gesichertes Wissen wird verpflichtend und erzeugt einen „Denkzwang, der bestimmt, was nicht anders gedacht werden kann, was vernachlässigt oder nicht wahrgenommen wird..." (Fleck 2017:163). Dieses Phänomen findet sich ungebrochen in der Wissenschaft, wenn es etwa um Dispute zwischen Theorie- oder Methodenschulen geht. Im nächsten Schritt ist die Frage danach, was man wissen kann, dahingehend zu konkretisieren, wie das Verstehen überhaupt funktionieren und was verstanden werden kann.

3. Die Ebene der Methodologie: Grundlagen des Verstehens

Im Zusammenhang mit interpretativer Sozialforschung weiterführend sind Definitionen von Verstehen, in der die oben entfalteten Elemente von Erkenntnis, vor allem ihre soziale Bedingtheit und die Bedeutung des Kontextes, aufgegriffen werden[5]. Will man den Fragen näherkommen, was verstanden werden kann und wie man sich und erst recht andere verstehen kann, gibt es einen schier

---

[5] Aus philosophischer Sicht hat Wolfgang R. Köhler fünf, nach hermeneutischem Verständnis notwendigen Aspekte des Verstehens unterschieden: den Gegenstand, den Vorgang, das Ergebnis, die Mittel und die Arten des Verstehens (Köhler 2009:25ff), wobei er höchst interessante Fragen aufwirft, so etwa die danach, ob Verstehen eine Methode bezeichne, oder ob man zum Verstehen Methoden einsetze; wie das Ergebnis eines Verstehensvorganges beurteilbar sei; ob nur entweder Verstehen oder Nichtverstehen möglich sei, oder ob es „Grade des Verstehens" (ebenda: 28) gebe.

unüberschaubaren Fundus von Antwortangeboten. Für die hier ausgewählten Konzepte ergeben sich die vier Kategorien[6]:

1   des Selbst- und Fremdverstehens (wer),
2   der Gegenstände des Verstehens, (was),
3   der Art des Verstehens, (wie) verstanden werden kann und
4   der Grenzen des Verstehens.

(1)   „*Verstehen* wollen wir dabei jenen Vorgang nennen, der einer Erfahrung Sinn verleiht. *Fremdverstehen* wollen wir jenen Vorgang nennen, der einer Erfahrung *den* Sinn verleiht, daß sie sich auf ein Ereignis in der Welt bezieht, dem *alter ego* bereits einen Sinn verliehen hat." (Ronald Hitzler 1993: 223f). Die – methodologisch relevante – Quelle des einen wie des anderen legt Hans-Georg Soeffner offen; demnach geschieht Selbstverstehen durch einen „Akt der Sinnschöpfung" (Soeffner u.a. 1994:99), indem ein Erlebnis mit bereits Bekanntem verknüpft wird. Beim Fremdverstehen wird analog vom eigenen Erleben und Verstehen ausgegangen, das in einem Akt des Projizierens durch *„Auffassungsperspektiven"* (ebenda) auf mein Gegenüber übertragen wird. Die Konsequenz daraus ist, dass „Fremdverstehen ... ein prinzipiell zweifelhafter Akt" ist (ebenda). Diese Charakterisierungen führen zu einem hermeneutischen Begriff von Verstehen, auf den ich an anderer Stelle genauer eingehe.

(2) Zu den *Eigenschaften* des Verstehens gehört, dass es eine Frage der eigenen Position, eine Frage der Fokussierung, eine Frage der Perspektive und eine Frage der Haltung ist, wie es gelingt oder misslingt. Verstehen geschieht in Anhängigkeit von sich äußernder und die Äußerung registrierender Person. Diese Aspekte sind direkt auf den Sinn einer Handlung bezogen und werden, ihrer Bedeutung wegen, in einem Kapitel separat entfaltet.

---

[6] Kategorien 1-3 in Anlehnung an Soeffner 1994: 98

Verstehen spielt sich auf der kognitiven und emotionalen inneren Ebene ab, Offenheit und Empathie haben zentrale Bedeutung für sein Gelingen. Diese innere Ebene, auf der Verstehen stattfindet, braucht einen Ort. Zunächst ist das der Körper, der sich wiederum in einer Umgebung platzieren muss. Anhand einer Definition von Wolfgang Pfreundschuh lässt sich verdeutlichen, wie der entwickelte Erkenntnisanspruch mit dem Begriff des „DaSeins" zusammenhängt: „Dasein ist das Sein, wie es da ist. Es ist das "Da Sein", ein in seinem Raum und seiner Zeit bestimmtes Sein, Seiendes, wie es anwesend ist, eine Seinsweise, das geschichtlich vorhandene Sein als Existenz, wie sie hier, da und dort ist, als Gewordenes aber nicht zufällig da, nicht einfache Gegebenheit ist. Dasein formuliert den Gegenstand der begrifflichen Erkenntnis als das, was für sie wirklich oder in Wirklichkeit da ist." (Pfreundschuh, o.O., o.J.)

(3) Die Antworten auf die Frage, wie Verstehen stattfindet und wo es zu lokalisieren ist, fallen je nach Disziplin unterschiedlich aus. Regelmäßig beschäftigt damit diese zu präzisieren, modifizieren oder umzudeuten sind vor allem Philosophie, Psychologie und Soziologie; die Wurzeln liegen in der antiken griechischen Philosophie und der Entwicklung der Hermeneutik. Verstehen ist jedoch ein universaler „humaner Grundvollzug", wie Matthias Jung (2018:10) konstatiert. Unterschiedliche Gegenstände des Verstehens erfordern, so Boike Rehbein, unterschiedliche Arten des Verstehens. Er beschreibt hermeneutisches, praktisches, Motiv-, objektives und existenziales Verstehen (Rehbein 2009:43ff). Mit hermeneutischem Verstehen gelingt es, die Sinnhaftigkeit von Objekten auszumachen. Praktisches Verstehen bedeutet, den Sinn einer Handlung nachvollziehen zu können, mit ihrer Praxis vertraut zu sein. Kombiniert man das mit dem Zweck einer Handlung, liegt Motivverstehen vor. Darüber ist es möglich, „Zugang zu gesell-

schaftlichen Strukturen oder Sinnzusammenhängen"(ebenda:53) und damit objektives Verstehen zu erlangen. Die größte Herausforderung sieht Rehbein darin, einen anderen Menschen zu verstehen, was er existenziales Verstehen nennt. Das ist nur möglich über das Dasein im Sinne Heideggers, „das, was man nicht beobachtet, sondern das, was man beim Beobachten *ist*" (ebenda:54). Es beruht auf hermeneutischem und praktischem Verstehen, der hypothetische Nachvollzug des Daseins der anderen Person muss möglich sein (ebenda:55).

(4) Zum Verstehen gehört als Antagonist das Nichtverstehen.

Aus philosophischer Sicht betrachtet Ronald Kurt das Nichtverstehen und unterscheidet zwei Gegenpositionen, die der grundsätzlichen Andersartigkeit, der Differenz oder Alienität, und die der grundsätzlichen Ähnlichkeit, der Identität oder Alterität. Im Alltag wie auch in der empirischen Forschung wird unterstellt, dass Verstehen prinzipiell möglich ist, aber notwendig defizitär bleibt. Nichtverstehen ist irritierend, aber ein methodisch notwendiger Schritt, „muss an jedem Punkt gesucht und herausgearbeitet werden" (Kurt 2009:84). Im Zuge hermeneutischen Vorgehens sollte das „Verstehen zwischen den Polen von Identität und Differenz" angesiedelt werden (Kurt 2009:84). Der Verstehensprozess besteht dann aus der bewusst und reflektierend eingesetzten Perspektivenübernahme, dem eigenen Vorverständnis und der Konstruktion von Sinnzusammenhängen (Kurt 2009:85). Nichtverstehen wird somit zu einem Verfahren des Verstehens (Kurt 2009:86).

Verstehen setzt ein, wenn Muster aus „Bedeutungen, Überzeugungen und Routinen" (Kogge 2009:127) nicht zur Anwendung kommen; insofern beginnt das Verstehen mit einem Nichtverstehen. Das führt zu einem Schwebezustand, in dem Neues mit Bekanntem in Beziehung gesetzt wird. Dabei ändert sich auch, mindestens, der Blick auf das Vertraute (ebenda). Aus hermeneutischer Sicht wird das Nichtverstehen als Heuristik an das Material angelegt, dabei gilt „das Nichtverstehen [...] gleichsam [als] Morgendämmerung des Verstehens" (Ronald Kurt: 2009: 83)

Heike Kämpf führt das Konzept des exzentrischen Verstehens ein, das auf der Denkfigur der exzentrischen Positionalität Helmuth Plessers beruht: „Das exzentrische Verstehen ist durch das reflexive Wissen um die konstruktive Dimension des Verstehens im Moment des Verstehensvollzuges gekennzeichnet" (Kämpf 2009: 63). Damit verweist sie auf zwei hier relevante Aspekte: zum einen auf die Unmöglichkeit eines abschließenden Verstehens, Verstehen muss immer wieder hergestellt werden („konstruktive Dimension"); zum zweiten auf die zwangsläufige Einnahme einer neuen Position im Vollzug des Verstehens („das reflexive Wissen"). Reflexion führt durch die dazu notwendige Distanz zu einer erfahrungsbedingenden Entfremdung (ebenda: 62). Darüber hinaus verweist diese Definition auf die Perspektive, Verstehen als Praxis zu begreifen, und damit als Möglichkeit zu Öffnung von Handlungsspielräumen zu sehen.[7] Dennoch bleiben Grenzen, die auszuloten und neu zu definieren immer wieder versucht wird[8].

Die Auseinandersetzung mit dem Begriff des Verstehens ist fundamental für die interpretative Sozialforschung. Ihr hat Ronald

---

[7] Sehr interessant ist die Weiterentwicklung dieses Gedankens, in der sie die darin liegende Idee des politischen Handelns unter Gerechtigkeitsaspekten mit der Verstehenspraxis verknüpft.

[8] so in Publikationen z. B. über Menschen im Wachkoma, Hitzler, Ronald (2012): Die rituelle Konstruktion der Person. Aspekte des Erlebens eines Menschen im sogenannten Wachkoma [44 Absätze]. Forum Qualitative Sozialforschung, 13(3), http://nbn-resolving.de/urn:nbn:de:0114-fqs1203126; zur Konstruktion von Leben und Tod Lindemann, Gesa (2002): Die Grenzen des Sozialen: zur soziotechnischen Konstruktion von Leben und Tod in der Intensivmedizin. München: Fink; im Umgang mit Hunden, Burzan, Nicole u. a. (2016): Auf den Hund gekommen. Interdisziplinäre Annäherung an ein Verhältnis. Wiesbaden: Springer VS; oder auf Tagungen, z. B. „Die Neuentdeckung der Ränder: Theorieinteressierte Exkursionen in Randgebiete des Sozialen." Alice Salomon Hochschule Berlin, 6.–7. März 2014.

Hitzler schon vor 25 Jahren eine „lange Tradition" bei gleichbleibender Aktualität bescheinigt (1993: 223). Boike Rehbein hat vor zehn Jahren dafür plädiert, der auch interdisziplinär zu führenden Auseinandersetzung mit dem Begriff weiter fortzuführen (Rehbein 2009) Im Folgenden wird es vor allem um die Gemeinsamkeiten gehen, die sich an der Debatte festmachen lassen, sowie um einen bedeutsame Unterschied, der sich an der Frage danach entzündet, wie Intersubjektivität erklärt wird.

Die interpretative Sozialforschung erhebt den Anspruch, verstehen zu wollen, was Menschen tun; oftmals auch, warum sie es auf eine bestimmte Art und Weise, oder warum überhaupt tun; welchen Sinn sie, bewusst oder unbewusst, mit ihrem Handeln verbinden. Dabei nutzen alle interpretativ-rekonstruktiv arbeitenden Methoden die „aus der jeweils zugrunde liegenden Methodologie entwickelten Verfahren, um die Subjektivität jeder Wahrnehmung produktiv für den Erkenntnisgewinn zu nutzen." (Nover 2019:31f)

Dazu sei noch einmal Fleck zitiert: „„Das Erkennen stellt die am stärksten sozialbedingte Tätigkeit des Menschen vor und die Erkenntnis ist das soziale Gebilde katexochen" (2017:58).

Auf diese Weise ist der interessierende Gegenstandsbereich mit den methodologischen Komponenten des Konzeptes umrahmt[9]: Es geht

- um beobachtbare soziale Realität – „das Sein, wie es da ist"
- um Rahmenbedingungen und Strukturen, die Handeln beeinflussen – „in seinem Raum und seiner Zeit bestimmtes Sein".
- um Entstehungsprozesse von z.B. Sinn, Routinen, Habitus[10] - „als Gewordenes aber nicht zufällig".

---

[9] In Erläuterung des weiter oben benannten Zitates von Pfreundschuh, o.O., o.J.
[10] Bourdieu hat ins Zentrum seiner Theorie das Konzept des Habitus gerückt: „Habitus ist erzeugte soziale Praxis (opus operandum) und erzeugt sie (modus operandum)" Andrea Lenger u.a. 2013: 19

- um den Sinn, den die Handelnden mit ihrem Handeln verbinden, um ihre Sicht der Dinge und ihre Deutung der sie umgebenden Welt – „was für sie wirklich ist"
- um die von Max Weber formulierte Unterscheidung zwischen aktuellem Verstehen, das alltäglich passiert, wenn wir in einer Handlungssituation stehend den „gemeinten Sinn einer Handlung" (Weber 1922: o.S.) erfassen, und erklärendem Verstehen, bei dem unbedingt der Kontext der Handlung einzubeziehen ist und die Frage nach der Motivation im Zentrum steht.

Es fußt auf dem Interpretativen Paradigma, das die angesprochenen Aspekte auf vier Ebenen sortiert: „die subjektive Sinndimension, die interaktiven Prozesse, deutungs- und handlungsorientierende Strukturen und übergreifende Sinnhorizonte bzw. Legitimationssysteme" (Hubert Knoblauch 2013, Abs. 12). Welche methodischen Konsequenzen diese Grundannahmen haben, lässt sich an zwei zentralen methodologischen Ansätzen[11] zeigen: Hermeneutik und Phänomenologie. Die Hermeneutik begründet den Zweifel, die Phänomenologie fokussiert auf die wesentlichen Elemente einer interessierenden Gegebenheit.

3.1 Hermeneutik

„Hermeneutik verweist darauf, dass die Dinge nicht für sich sprechen, sondern ausgelegt werden müssen." (Andrea Lange-Vester

---

[11] Beide Konzepte bzw. Weiterentwicklungen daraus sind in den Artikel dieses Buches wiederzufinden, bei unterschiedlicher Gewichtung: Michael Jonas führt mit der hermeneutisch arbeitenden Praxeologie die Tradition der Phänomenologie in der Spielart von Merleau-Ponty fort, Beatrix Döttlinger zeigt ein Beispiel forschungspraktischer Umsetzung einer Weiterentwicklung von hermeneutischer Phänomenologie und Christine Kellers Beitrag bildet eine Form Hermeneutischer Wissenssoziologie ab. Weitere Verweise dazu finden sich an entsprechenden Stellen in diesem Text.

u.a. 2013:157) Einer der Begründer der Hermeneutik, der Philosoph Friedrich Schleiermacher betont diesen Aspekt, indem er pointiert: „Die laxere Praxis in der Kunst geht davon aus, dass sich das Verstehen von selbst ergibt und drückt das Ziel negativ aus: Mißverstand soll vermieden werden (…) Die strengere Praxis geht davon aus, daß sich das Mißverstehen von selbst ergibt und das Verstehen in jedem Punkt muss gewollt und gesucht werden" (Schleiermacher 1977: 92).

Die methodologische Konsequenz daraus ist eine Haltung des methodisch reflektierten Zweifels der Forscherin/des Forschers. „Durch eine solche methodologische Haltung systematischen Zweifels gegenüber dem je Selbstverständlichen nämlich (der somit in Teilen mit dem korrespondiert, worauf auch ethnomethodologische 'Experimente' gemeinhin abzielen) läßt sich klären, *wie* alltägliches Wissen um und über unsere Erfahrungen sich *konstituiert*"(Hitzler 1991:297). Diese Haltung, die Verstehen als grundlegendes Ziel von Sozialforschung …[annimmt, d.A.] , ist abhängig vom unbedingten Willen, Zweifeln zu wollen und Zweifel zu jeder Zeit als unschätzbare Hilfe im Forschungsprozess willkommen zu heißen" (Nover u.a. 2015:302). Methodologisch werden so „entlang von Phasen des Zweifels Erkenntnisse … , die eine neue reflektierte Stufe der Gewissheit hervorbringen", generiert (Nover u.a. 2015:296).

In der Hermeneutik, wie sie von Wilhelm Dilthey, Friedrich Schleiermacher und Hans-Georg Gadamer weiterentwickelt wurde, geht es um „das geschichtliche Verstehen von kulturellem Sinn" (Jung 2018:9). Beispielhaft sei hier Dilthey zitiert, der den Begriff des Verstehens entwickelt, indem er zunächst klärt, was der infrage stehende Gegenstand ist, was also überhaupt verstanden werden kann. Einschlusskriterien sind[12]:

---

[12] Gesammelte Schriften, insbes. Bde. 1 und 7, vgl. Jung 1996

- was Ergebnis geistiger Tätigkeit des Menschen ist
- was durch Interaktion entsteht
- was eine geschichtliche Entwicklung aufweist
- was in einen Zusammenhang eingebettet ist
- was durch Ziele, Regeln, Werte beeinflusst ist

Thomas Zwenger (o.J., o.S.) hat Verstehen zudem als etwas bezeichnet, das mit den Sinnen nicht wahrnehmbar ist, also keine natürlichen oder empirischen Gegenstände betrifft. Die Verstehensleistung kann folglich keinen Objektivitätsanspruch stellen. Ebenso richtet sich Verstehen nicht auf den Gegenstand selbst, sondern auf seine Bedeutung, oder wie Zwenger es nennt: „auf einen Sinn, für den die Dinge nur Zeichen sind" (o.J., o.S.). Verstehen bezeichnet dementsprechend die Leistung, diesen Sinn zu begreifen.

Max Weber bezieht den Kontext einer Handlung mit ein: „»Erklären« bedeutet also für eine mit dem Sinn des Handelns befaßte Wissenschaft soviel wie: Erfassung des Sinn*zusammenhangs*, in den, seinem subjektiv gemeinten Sinn nach, ein aktuell verständliches Handeln hineingehört." (Weber 1922: o.S.). Verstehen so verstanden ist die Leistung, den Sinn in – zumindest – allen menschlichen Handlungen zu finden, diese Tätigkeiten zu interpretieren, zu analysieren, zu deuten, auszulegen. Wir sind im Alltag umgeben von Zeichen, Symbolen, die zu jeder Art Kommunikation genutzt und dabei wechselseitig verstanden werden müssen. Folglich sind sie zum einen ausschließlich als soziale Konstrukte denkbar: „In Symbolen ist ihre Entstehungsgeschichte in Form von Erfahrungen, Erlebnissen und Traditionen enthalten, und ihr Gebrauch ruft diese Zusammenhänge wieder wach, wobei die Zeichen auf mehr verweisen als die Erfahrungen der Beteiligten, die sie austauschen" (Soeffner 2010:16). Zum anderen müssen alle Zeichen notwendig interpretiert werden, da sie von Handelnden gesetzt werden „die mit Absichten und mit Deutungskompetenz ausgestattet sind" (Jörg Strübing 2013: 3). Die Deutungen der Akteurinnen und Akteure zeigen sich in ihrer sozialen Praxis, deren Rekonstruktion die wissenschaftliche Interpretation ermöglicht (ebenda). Verstehen eines Gegenstandes, einer Handlung, einer Äußerung etc. bedeutet also Verstehen des Sinns, den eine andere Person hineingelegt hat. Verstehen hat demnach immer kommunikativen Charakter. Und: die Interpretation findet immer vor dem Hintergrund des jeweiligen Lebenskontextes statt.

Grundvoraussetzung von Verstehen ist die Analyse des Zusammenhangs zwischen außen und innen, wie Hitzler es in einer Diskussion über den verbindenden Kern interpretativer Sozialforschung pointiert hat. In unserer jeweiligen Lebenswelt sind wir mit Ereignissen und Handlungen konfrontiert, denen wir „die Teilhabe an und das Verstehen von kulturellen Phänomenen...'von innen' gegenüber" stellen (Hitzler 2007a: Abs.26). Das bedeutet, eine Äußerung wahrzunehmen und zu verstehen, welcher innere Beweggrund dahintersteckt. Innere Zustände sind für andere Menschen nicht erfahrbar, zwar je nach theoretischem Hintergrund entweder durch Nacherleben oder durch Rekonstruktion nachvollziehbar, aber nicht messbar, abbild- oder reproduzierbar, weil sie abhängig von äußeren Begebenheiten, biographischen Erfahrungen und Entwicklungen des Individuums sind. Das bedeutet, „...daß meine eigenen Gedanken, Gefühle oder Vorstellungen mir in einer Weise zugänglich sind, die sich von der Zugangsweise aller anderen Wesen zu ihnen unterscheidet" (Marcus Willaschek 1992: 132). Auch kann die innere Erfahrung einer/eines Anderen, also das Erleben selbst nicht verstanden werden, nur die mit den Sinnen wahrnehmbare und darauf zurückzuführenden Lebensäußerungen, damit also die Übersetzung des Erlebens in ein anderes Medium, in der Regel in Form von Symbolen. Diese Alltagskommunikation und die dabei zu leistende Arbeit geschieht nach Soeffner durch Interaktion mithilfe von „Zeichensystemen" (2010:14). Diese finden nach George Herbert Mead als Spiegelungen eines wechselseitigen aufeinander Reagierens „ (2010:14) statt. Dabei kommen „Verständigungsmittel,...Interpretationsverfahren und Deutungsebenen" (ebenda) ins alltägliche Spiel. Verstehen und Sinn stehen nach dieser Definitions- und Argumentationskette in enger Korrelation.

Ein weiterer Klärungsbedarf entsteht durch die Frage, was ‚Sinn' ist. Im bereits angeführten Zitat von Pfreundschuh heißt es, dass Dasein und Erkenntnis über „das, was für sie wirklich" ist, zusammenhängen. Das führt über das bekannte Thomas-Theorem - "If men define situations as real, they are real in their consequences" (William Thomas / Dorothy Swaine Thomas 1928: 572) - zum Sinn einer Handlung. Was also macht diesen Sinn aus? Einen Vorschlag dazu unterbreiten phänomenologische Ansätze.

3.2 Phänomenologie

Phänomene bezeichnet das, was sich der wahrnehmenden Person darstellt, sie existieren im wahrnehmenden Bewusstsein[13], und sind für uns nur durch das Bewusstsein erkennbar. Die Phänomenologische Methode will zum Kern vordringen, der Sache an sich, unbelastet von allen damit zusammenhängenden Verweisen. Was macht einen Tisch zum Tisch? Indem man variiert, was alles an einem Tisch veränderbar wäre (Material, Form, Anzahl der Beine...) und dann streicht, was nicht nötig ist, damit das Ding ein Tisch sei, reduziert man durch Logik auf den eigentlichen Kern, das Wesen von Tischen (vgl. Emig 2004: o.S.). Thomas Eberle

---

[13] dazu zählen neben der Wahrnehmung durch die Sinne auch Empfindungen (Koob 2008: Abs.20)

verdeutlicht den Unterschied zu anderen Herangehensweisen an einem von Harold Garfinkel eingeführten Beispiel; nicht die Frage, was Geschworenen zu einer sozialen Gruppe mache, sei die phänomenologische, sondern die danach, was Geschworenen zu Geschworenen mache (Eberle 2014: 0:49 ff).

Einer der Begründer der Phänomenologie, der Philosoph Edmund Husserl, erklärt die Welt als subjektives Sinngebilde, das wir uns über das Erleben von Phänomenen erschließen. Sinn entsteht durch die subjektive Wahrnehmung, und zwar ausdrücklich in Abgrenzung dem wissenschaftlichen Objektivismus entgegengesetzt, die „auf die erkennende Subjektivität als Urstätte aller objektiven Sinnbildungen und Seinsgeltungen zurückgeht" (Husserl, zit. nach Kerstin Andermann, 2012:94). Damit rücken der Sinn, den die wahrnehmenden und erlebenden Subjekte den Phänomenen geben, und die Lebenswelt, in der diese Phänomene auftreten, in den Mittelpunkt.

Die Sinnentstehung beschreibt Husserl im Prozess des ‚Vermeinens', der aus drei Schritten besteht: Ein Sinneseindruck (hyletisches Datum) wird durch einen Bewusstseinsakt (Noesis) zu etwas Sinnvollem (Noema)[14], womit dieser Sinneseindruck zu einer „Sache, die es für uns gibt, vermeint wird" (Dirk Koop 2008: Abs.23). Das bedeutet, dass die Sache selbst nicht der reale oder phantasierte, sondern der mit Sinn aufgeladene, eben ‚vermeinte' Gegenstand ist. Der Zugang zur Welt im Sinne von Erkenntnis ist

---

[14] Thomas Eberle (2014, 0:13f) verdeutlicht das am Beispiel eines Babys, da ja durchaus etwas sieht, wenn es in ein Zimmer blickt, aber nicht Tische und Schränke, sondern – vermutlich – Farben und Formen, die wiederum auch nicht bezeichnet werden können, also als z.B. als rot wahrgenommen. Wenn, so könnte man weiter entwickeln, diese hyletischen Sinneseindrücke mit etwas Sinngebendem verbunden werden, die etwa Wahrnehmung der Eltern verbunden wird mit Nahrung oder Spielen, sind sie zu etwas, das es für das Baby gibt, zu Noema geworden.

dann nur über das Bewusstsein möglich, wobei das Bewusstsein immer auf etwas gerichtet und an Leiblichkeit gebunden ist. Phänomene ändern sich je nach Blickwinkel der sie wahrnehmenden Person und haben einen zeitlichen Verlauf (Eberle 2014, 0:10f). Dieser Vorgang ist angewiesen auf einen bereits im Bewusstsein befindlichen Fundus von mit Sinn vermeinten Phänomenen, auf die vergleichend Bezug genommen wird, der ‚Horizontintentionalität' bei Husserl. Die Außenwelt ist somit nicht Teil der Analyse, sondern durch bewusste Änderung der eigenen Einstellung als Epoché in den Hintergrund verwiesen, durch den gedanklichen Vorgang der Reduktion (Koob 2008: Abs.26). Christine Emig bezeichnet das als „Einstellungsänderung im Wahrnehmenden ... durch eine spezifisch philosophische Haltung, die »Epoché«" (Emig 2004: o.S.). Methodologisch ist die eidetische Reduktion von Interesse, bei der die Phänomene von den Vorannahmen „gereinigt" werden, indem nacheinander alle Sinnschichten abgetragen werden, bis man zum Kern des Phänomens vorstößt (Eberle 2014, 0:15ff). Die oben beschriebene Variation der Elemente eines Phänomens ist, als eidetische Variation, dabei ein mögliches Vorgehen. „Ich kann z.B. auch in meiner Phantasie anhand von Umformungen ausprobieren, inwieweit ein Tisch gedanklich modifiziert werden kann, bevor er seine ›Tischhaftigkeit‹ verliert. Indem ich die Grenzen der Variationsmöglichkeiten auslote, enthüllt sich die Sache selbst in ihrer Substanz und kausalen Einheit." (Emig 2004: o.S.). Thomas Luckmann erklärt das Ziel der phänomenologischen Methode als „die genaue Beschreibung des Aufbaus von Bewußtseinsgegenständen in Bewußtseinsleistungen" (1992: 25), durchgeführt in der Konstitutionsanalyse, in der nach den für die interessierende Phänomene geltenden Konstitutionselementen gefragt wird (Eberle 2014. 0:18ff).[15]

---

[15] Die in anderen Zusammenhängen entscheidende Weiterentwicklung zur

Alfred Schütz erweitert diesen Ansatz um die Frage, wie wechsel-
seitiges Verstehen der jeweiligen subjektiven Sinngebungen gelingen kann. Er fokussiert damit auf die soziale Komponente von
Sinnbildungs- und Verstehensprozessen. Dafür scheint ihm die
lebensweltlich vorgenommene Vorannahme typischer Handlungs-
motive verantwortlich. Wir gehen davon aus, dass unser Gegenüber auf eine bestimmte Art und Weise handeln, denken, fühlen
wird, und dass ihre/seine Erfahrungen den unseren vergleichbar
sind: Schütz bezeichnet diesen Vorgang als "Konstruktionen zweiten Grades: Konstruktionen jener Konstruktionen, die im Sozialfeld
von den Handelnden gebildet werden, deren Verhalten der Wissenschaftler beobachtet und in Übereinstimmung mit den Verfah-
rensregeln seiner Wissenschaft zu erklären versucht." (Koob 2008:
Abs.86). Eberle (2014, 0:24 f) unterscheidet bei der Konstitutionsanalyse nach Schütz vier aufeinander aufbauende Schemata: was
wir unmittelbar wahrnehmen (Apperzeptionsschema), wie wir das
Wahrgenommene deuten (Appräsentationsschema), welche Hinweise auf andere Zusammenhänge wir sehen (Verweisungsschema) und welchen Bezug wir selbst zu diesem wahrgenommenen
haben (Deutungs- oder Rahmenschema)[16]. Daraus ergeben sich
unterschiedliche Sinnschichten der wahrgenommenen Phänomene, die analytisch unterscheidbar sind.
Dirk Koob benutzt den Begriff der „Unwahrscheinlichkeit" (ebenda:
Abs. 87) einer Manifestation, um deutlich zu machen, dass diese
auch ganz anders hätte aussehen können, dass wir zahlreichen
Variationsmöglichkeiten um festen Strukturen zu gewärtigen ha-

---

Transzendentalen Reduktion wird hier nicht weiter ausgeführt
[16] Er erläutert das am Beispiel von zwei im rechten Winkel stehende Balken auf
einem Dach (Apperzeption), die wir als Kreuz deuten, wodurch Verweise ins Spiel
kommen (Appräsentation), die dann Hinweise auf einen anderen Wirklichkeitsbe-
reich beinhalten, etwa die Religion (Verweisungsschema), zu denen wir einen
Bezug haben (Deutungs-/Rahmenschema)

ben. Das grundlegende methodologische Problem besteht dann darin, Sinnadäquanz herzustellen, also sicher zu stellen, dass der subjektiv gemeinte Sinn zutreffend erfasst wurde (Eberle: 0:30f). Ein Baustein dazu ist im Konzept der Intersubjektivität zu finden, ein weiterer in der Frage danach, wie es gelingt, eine geteilte Wirklichkeit herzustellen, womit man dem Verstehensbegriff schon sehr nahe rückt. Soeffner stellt als charakterisierendes Kriterium von Intersubjektivität heraus, dass sie „per se Produkt zeichenhafter Interaktion", (Soeffner 2010:16) und ebenso wie die soziale Wirklichkeit zeichenhaft begründet sei. In der Konsequenz führe das dazu, dass Symbole als besondere Form von Zeichen auf einen Zusammenhang von „(1) zeichenhaftem Ausdruck, (2) zeichenhaft repräsentierten ‚Gegenständen' und (3) Zeichenbenutzern" (ebenda) verweisen. In der Sprache der Phänomenologie ausgedrückt lässt sich sagen, „...dass *jede* Handlung einen symbolischen Aspekt zeigt, sofern sie von einem Ich-Leib vollzogen wird" (Kaulbach nach Willaschek 1992: 133). Das führt zum oben angesprochenen bedeutsamen Unterschied bei Denkrichtungen auf phänomenologischer Basis.

So hat unter anderem Gregor Bongaerts (2003) an auf Schutz bezogenen methodologischen Weiterentwicklungen kritisiert, dass tatsächliche Intersubjektivität nicht erklärt werden kann, da die Individuen in ihrer jeweiligen Egologik verhaftet bleiben. Ein Verstehen finde in wechselseitigen Spiegelungen statt, wodurch weder eine sinnhafte Eigenlogik des Sozialen, noch ein "soziale[s] *Wir*" (Bongaerts 2003:30) entstehen könne. In der Verständigung, durch die gemeinsame Kommunikation, entwickle sich aber ein gemeinsamer, geteilter Sinn, der nicht egologisch zu erklären sei [17]. Maurice Merleau-Ponty biete, so Georg Bongaerts, mit dem

---

[17] Bongaerts zentrale Kritik, die hier nicht weiter vertieft werden kann, lautet: Dadurch, dass jede Handlung „eines eigenen reflexiven Bewusstseinsaktes"

Einbezug des Leibes in seine Theoriebildung einen Weg aus dieser Problematik an. Seine phänomenologische Theorie setzt nicht beim Bewusstsein, sondern bei den auf das Soziale gerichteten Wahrnehmungsakten an, wie sie der Leib leistet: „nichts vermöchte ich je zu erfassen als seiend, erführe ich nicht im voraus im Akte dieser Erfassung als existierend mich selbst" (Merleau-Ponty, zit. nach Bongaerts 2003: 37). Damit nimmt er nach Bongaerts eine Gegenposition zur der von Kant eingeführten logischen Reihenfolge ein, bei der das Bewusstsein als Ausgangspunkt und Voraussetzung für Wahrnehmung gesetzt ist. Merleau-Ponty sehe Wahrnehmung von Geburt an als auf andere gerichtet an. Das bedeute, nicht das Denken als Ursprung zu setzen, sondern das leibliche (wahrnehmen) Können (Bongaerts 2003). Ebenfalls auf dieser Basis, dass nämlich Bewusstsein ohne Leib nicht möglich ist, betont Thomas Eberle den Zusammenhang von Sinnhaftigkeit und Sinnlichkeit. Mit dem Ausgangspunkt des subjektiven, leiblichen Bewusstseins nehmen wir Dinge und gleichzeitig über sie Hinausgehendes wahr: ihre Appräsentation. Damit fügen wir etwas hinzu, was selbst nicht wahrgenommen werden kann, etwa bei einem Haus die Rückseite, die Zimmer und Flure (Eberle 2014, 0:14ff). Er benennt drei neuere, Phänomenologienahe Ansätze, die sich seiner Meinung nach unmittelbar für empirische Forschung eignen. Das ist zunächst die Lebensweltliche Ethnographie[18] (Eberle 2014, 0:51ff), die subjektive Erfahrungen der Forschenden zur Datengewinnung nutzt, und somit die existentielle Innensicht der Forschenden zu der Perspektive der Beforschten hinzufügt. Zum

---

(ebenda: 28) bedarf, um sinnhaft zu werden, gelingen nur Annäherungen an den von meinem Gegenüber gemeinten Sinn, die nicht überprüft werden können. „Das genuin Soziale erscheint aus dieser Perspektive lediglich als Wissen der einzelnen Handelnden" (ebenda: 30). Daher kann "kein sozialer Sinn gedacht werden…,der…als überindividuell bzw. emergent beschreibbar ist" (Bongaerts 2003: 32)"
[18] vertreten durch Anne Honer und Roland Hitzler

zweiten nennt er die Phänomenologische Hermeneutik[19], bei der
Fremdverstehen auf der Selbstauslegung subjektiver Erfahrungen
beruht, durch Analyse der Sinnkonstitution Sinnzusammenhänge
erschlossen werden, die Rekonstruktion der Sinnschichten eine
Rekonstruktion der Erfahrungen ermöglicht. Als drittes Beispiel
führt Eberle die Ethnophänomenologie[20] an, bei der kommunikativ
vermittelte Beschreibungen außeralltäglicher Erfahrungen rekonstruiert werden, etwa mit Nahtod oder religiösen Erscheinungen;
dabei steht weniger der Inhalt als die Form der geschilderten Erfahrungen im Mittelpunkt.

In der Betonung der Bedeutung von Leib und Handlungspraxis
findet sich nicht zuletzt eine Fundierung praxeologischer Theorie.[21]

3.3 Der Zusammenhang von Verstehen und Sinn

Das, was verstanden werden soll, ist also der in eine Äußerung
oder Handlung gelegte Sinn; das geschieht durch Verfahren des
Deutens und Interpretierens (Soeffner u.a. 1994:98). Bernt
Schnettler betont die Relativität von Sinn, der „kein ‚materiales'
Phänomen, keines, das den betrachteten Gegenständen oder Kul-
turobjekten innewohnen würde, sondern ein *wesentlich* subjektives
und der Zeitlichkeit radikal unterworfenes Phänomen" sei (Schnettler 2015:57). Zudem ist die Existenz von Bedeutung bzw. Sinn die
Bedingung dafür, dass es soziale Wirklichkeit überhaupt gibt, wo-

---

[19] vertreten durch Thomas Eberle
[20] vertreten durch Bernt Schnettler und Hubert Knoblauch
[21] Die vorgestellten Theorien und Methodologien sind in diesem Band wiederzufinden in den Artikeln von Michael Jonas und Beatrix Döttlinger, die beide unterschiedliche Weiterentwicklungen bzw. Kombinationen vorstellen. Michael Jonas
befasst sich stärker mit den theoretischen und methodologischen Weiterentwicklungen praxeologischer Theorie, Beatrix Döttlinger wählt einen hermeneutischen
Zugang zur Praxis der Gestischen Kommunikation. Christine Keller stellt ein Beispiel Lebensweltlicher Ethnographie vor.

bei die Sozialwelt den Sinnzusammenhang bildet und im subjektiven Erleben „ihr Fundament und ihre Baumaterialien" (Koob 2008,
Abs.67) findet.

Es sind dabei insgesamt drei Ebenen zu beachten:

- das Verstehen der interessierenden Person,
- das Verstehen der sie verstehenden ForscherIn und
- das Verstehen des Verstehensvorganges.

Für Hitzler ist das Kennzeichen der Arbeit rekonstruktiv-
interpretativ arbeitender Sozialforschung, dass sie die „Rekonstruktion von *Sinn*" (2002: Abs.3), und verstehendes Verstehen
von Verstehen[22] (derselbe 1993:229ff) betreibt.

Er unterscheidet auf den drei Analyseebenen die Fragestellungen:

1   Theorie: Wo entsteht Sinn?
2   Methodologie: Wie kann er rekonstruiert werden?
3   Methode: Welche Verfahren eignen sich dazu?

Dabei gilt die Unterscheidung einerseits in natürliche Ereignisse,
die „keinen Sinn "in sich" tragen und deshalb ihre Bedeutung vom
Beobachter definiert wird", und andererseits menschliche Handlungspraxis, „kulturelle Phänomene...[die] "immer schon" mit Sinn
besetzt" (Hitzler 1993:234) sind.

Mit der oben zitierten Definition von Wilhelm Dilthey, was eigent-
lich verstanden werden kann[23], lässt sich die Festlegung, „welche
Sinnstrukturen einer Analyse überhaupt zugänglich sind" (Frank
Kleemann 2009:15) verbinden; dazu kann zwischen den drei
Sinnebenen des subjektiv intendierten Sinns, der universalen ge-

---

[22] 2002: Abs.3 pointiert er: „dass dem Betreiben von Sozialwissenschaften
schlechthin Verstehen zum einen vorausgeht und zugrundeliegt, dass es zum
anderen notwendigerweise *immer* Verstehen beinhaltet und dass zum dritten
diese "doppelte Hermeneutik" (GIDDENS, 1984) selber Gegenstand von Verstehen ist, usw."

[23] was Ergebnis geistiger Tätigkeit des Menschen ist, was durch Interaktion entsteht, was eine geschichtliche Entwicklung aufweist, was in einen Zusammenhang eingebettet ist, was durch Ziele, Regeln, Werte beeinflusst ist, s.S.21

sellschaftlichen Sinnmuster sowie gruppen- und milieuspezifischer Deutungsmuster und Wissensbestände (ebenda) unterschieden werden. Gregor Bongaerts hat eine sehr überzeugende Klassifikation von Sinn auf der Basis der Annahmen entfaltet, wo Sinn entsteht bzw. wodurch er erzeugt wird[24]. Auch an dieser Stelle soll zunächst der Gegenstandsbereich definiert werden. „Von sozialen Sinnzusammenhängen kann dann gesprochen werden, wenn sie notwendig auf die Hervorbringung, Erhaltung und Veränderung von sozialer Ordnung zu beziehen sind" (Bongaerts 2012:8). Die Entstehung von Sinn kann demnach an den Handelnden, an der Handlung selbst, an Regeln und Strukturen für Handeln, an Handlungssystemen oder am Leib festgemacht werden. Daraus lassen sich drei, im Weberschen Sinne idealtypische Begriffe extrahieren:

1. *Der subjektiv-egologische Sinn*: Dabei liegt die Entstehung als individuelle Sinnsetzungen beim handelnden Subjekt durch Bewusstseinsleistungen. Die Befähigung dazu erlangen die Handelnden durch Sozialisation, weswegen diese Form des Wissens „sozial verteiltes Wissen" (Bongaerts 2012:21) ist. Die Aufgabe der Forschung besteht dann darin, typische Wissensbestände, Handlungsabsichten oder -motive in der jeweiligen sozialen Wirklichkeit zu rekonstruieren. Dieser Typ ist in Theorien von Weber, Schütz, Berger/Luckmann entwickelt und zugrunde gelegt.

2. *Der objektiv-kommunikative Sinn*: Er entsteht als Ergebnis von Handeln, wobei ‚objektiv' hier die allgemeine Zugängigkeit ausdrückt. Es wird unterstellt, dass der subjektive Sinn nur den Handelnden selbst durch Reflexion zugängig ist. Die Vermittlung gelingt durch Kommunikation, bei der durch Handlungsabstimmung erzeugte Kommunikationsmittel wie Zeichen, Sprache, Symbole

---

[24] Auch Hitzler (2002) differenziert die Spielarten interpretativer Sozialforschung nach der „Antwort auf die Frage, wo Sinn ursprünglich entsteht".

oder Normen eingesetzt werden. Die Aufgabe der Forschung besteht hier darin, die verfügbaren Sinnerzeugnisse „als Ermöglichung und Begrenzung von Handeln" (Bongaerts 2012:22) zu rekonstruieren. Dieser Typ ist in den Theorien von Habermas und Luhmann begründet.

3. *Der inkorporiert-praktische Sinn*. In Theorien, die diesen Sinntyp entwickelt haben, steht der Körper als Produzent sozialer Handlung im Fokus, wie die Bezeichnung ‚inkorporiert' schon nahelegt. Dieser Typ ist einerseits in das körperlich-leibliche Verhalten eingeschrieben und in der sozialen Praxis auch ohne reflexiv-bewusste Planung (Bongaerts 2012:90) der Handelnden wirksam. Dieser Sinn ist ihnen auch nicht in objektiv-repräsentierter Form zugängig. Die Aufgabe der Forschung besteht hier darin, die körperlich-leiblichen Verhaltensweisen zu rekonstruieren, die soziale Ordnung herstellen. Diesen Typ hat Bourdieu entwickelt. „Bourdieu unterscheidet verschiedene Sinnschichten sozialer Praxis: Eine „primäre Sinnschicht" (Bourdieu 1970: 127), die in hermeneutischen Verfahren häufig auch als manifester oder offenkundiger Sinn gefasst wird und eine „sekundäre Sinnschicht" (Bourdieu 1970: 128), die in anderen Verfahren auch als objektive oder latente Sinnstruktur bezeichnet wird (vgl. Ulrich Oevermann 1979; Jo Reichertz 1997). Dabei entspricht die primäre Sinnschicht der direkt zugänglichen Ebene der Erfahrungen und Erscheinungen, während sich nach Bourdieu in der sekundären Sinnschicht die Wirksamkeit latenter gesellschaftlicher Strukturen verbirgt..." (Lange-Vester u.a. 2013:157). Dieser Sinn ist nur im Zusammenhang mit dem die Handelnden umgebenden Kontext verstehbar (ebenda).

Fragt man also nach individuellen Standpunkten und Perspektiven auf das Leben und ihre Umsetzung in alltagspraktisches Handeln, sind diese je nach Theoriebasis nicht nur selbst erhebbar, sondern auch Ausdruck alltagspraktischer Interpretation, überindividueller Deutungsmuster, von Sinnstrukturen oder Phänomenen. *"Der einzige Zugang zu uns selbst erfolgt über Geschichten, in die wir verstrickt sind. Der Zugang zu den anderen Menschen über die Geschichten, in die diese verstrickt sind."* (Schapp, zitiert nach Koob 2008: Abs.90).

Da der Sinn, wie bereits oben geschildert, durch einen Bewusstseinsakt entsteht, muss er forschungspraktisch auch im Bewusstsein gesucht werden, oder, mit Koob ausgedrückt: „Die Sachen selbst – zu denen HUSSERL ja zurück will – finden wir ausschließlich als sinnhaft Vermeintes im Bewusstsein" (Koob 2008: Abs.25). Das führt zu der Frage, welche Auswirkungen die Wahl der Theorie auf die Forschenden und auf die erzielbaren Ergebnisse hat. Hitzler (2007b:230) ordnet unterschiedliche Theorien hinsichtlich der Reichweite der Analyse:

- der kontingenten und konstitutiven Handlungsfähigkeit des Akteurs -> Phänomenologie
- der normativen Regeln von Interaktion -> Ethnomethodologie, Konversations- und Gattungsanalyse
- der Symbol- und Interaktionsordnungen, die Handlungsweisen regeln -> Symbolische Interaktion
- der historischen Rahmenbedingungen von und Einfluss auf Handeln -> Biographieforschung, Bourdieu
- den vorsozialen Strukturen für Handeln -> Objektive Hermeneutik.

Der Bogen von der eingangs diskutierten Frage danach, was unterschiedliche Erkenntnistheorien darüber sagen, was man wissen kann, zur Frage nach dem Verstehen von Sinn kann mit dem Begriff der Evidenz geschlagen werden. Das Konzept ‚Sinn' steht in enger Verbindung zu dem der ‚Evidenz'. Weber hat zwischen rationaler und einfühlend nacherlebender Evidenz unterschieden (Weber 1922), wobei die erste Form das intellektuell, die zweite das im erlebten Gefühlszusammenhang verstandenen Handeln bezeichnet. Birgit Panke-Kochinke hat hier sehr zielführend zwischen externen („evidence") und internen („Evidenz") Wirksamkeitsnachweisen unterschieden; für die hier dargestellte Methodologie ist der zweite Begriff zentral, da er „den methodologisch begründeten Versuch einer Rekonstruktion von Erfahrungen einer subjektiv begründeten Gewissheit" (Panke-Kochinke 2012:6) bezeichnet. Evidenz bringt uns somit zur Forschungspraxis.

4. Die Ebene der Methoden: Forschungspraktische Konsequenzen

Zusammenfassend und abschließend sei hier auf den Zusammenhang zwischen Weltsicht (Theorie), Herantasten an die Welt (Methodologie) und Interpretation der Welt (Methode) hingewiesen, der eine bestimmte Haltung der forschenden Person formt und bedingt.

Wie gezeigt, sind subjektiver Sinn und Möglichkeit des (wechselseitigen) Verstehens abhängig von Zeit, Ort und Erfahrungen der Handelnden. Das gilt für die Beforschten wie für die Forschenden. Daher sind einerseits diese Rahmenbedingungen der im Zentrum des Forschungsinteresses Stehenden mit zu erheben. „Nur wenn diese gesellschaftliche Bedingtheit mit einbezogen und reflektiert wird, kann eine „epistemologische Wachsamkeit" (vgl. Bourdieu u. a. 1991: 85) erreicht werden, die notwendig ist, um andere soziale Sichtweisen angemessen analysieren und verstehen zu können" (Lange-Vester u.a. 2013:158f). Andererseits stehen die in Forschungsplanung und -verlauf zu treffenden Entscheidungen in Abhängigkeit von der forschenden Person, so etwa welche Fragen gestellt, welche Methoden ausgewählt, welche Annahmen gesetzt werden.

Es bleibt daher die Frage, welchen Einfluss die Forscherin/der Forscher auf die Rekonstruktion von Verstehensprozessen hat. Wenn man sich für die Rekonstruktion des Erlebens und der Handlungen und ihrer Muster von Individuen in ihrem jeweiligen gesellschaftlichen und sozialen Kontext interessiert, mit einem besonderen Schwerpunkt auf Kommunikation, müssen notwendigerweise Methoden eingesetzt, angepasst oder entwickelt werden, die das Dasein, wie es sich in einem bestimmten Moment aus dem Sein manifestiert, festhalten und rekonstruieren helfen. Dieser Erkenntnisanspruch muss auch bei unter Umständen sehr besonderen Bedingungen bestehen können. Ebenso ist festzuhalten, dass auch die Forschenden mit den dazugehörigen Konsequenzen ‚da sind'. Diese Sicht verweist auf ihre Grundlegung in der Phänomenologie.

Bei der Fokussierung auf das Thema, Zugänge zu Menschen zu finden, rücken folglich rekonstruktiv-interpretative Verfahren in das Zentrum.

Auf der methodologischen Ebene gemeinsam ist diesen Verfahren, dass sie in Textform transferierte empirische Daten interpretieren, indem Sinnstrukturen und Handlungsmuster rekonstruiert und gedeutet werden, und dadurch, wie Kleemann u.a. (2009:14ff) es ausgedrückt haben, „das Fremde zu etwas Vertrautem gemacht" (dieselben: 15) wird. Dazu muss man ihren Sinn verstehen. Wie eingangs bereits angesprochen geht es nicht zuletzt in der pflegewissenschaftlichen Forschung zunächst um die Frage, wie wir überhaupt eine andere Person verstehen können, wie wir Zugang zu jemand anderem finden. Die oben benannten drei Ebenen des Verstehens seien hier in Erinnerung gerufen: Wahrnehmen und Interpretieren der je eigenen Wirklichkeit, diese Abläufe rekonstruieren, schließlich den Prozess des Verstehens der Abläufe zu rekonstruieren. Die Reflexion erfolgt in der Regel dadurch, dass die Forschenden zunächst auf Distanz zu ihrem Fall gehen, systematisches Zweifeln einsetzen, um das dann produktiv zu nutzen (vgl. Nover 2015:312).

Verstehen stellt sich je nach theoretischer Perspektive unterschiedlich dar, selbst wenn man sich auf das Verstehen im Sinne interpretativer Forschung beschränkt. Neben den methodologischen Annahmen hat auch die Person, die da forscht, ihren Weg etwas zu verstehen und nimmt somit auch an dieser Stelle Einfluss auf die Ergebnisse. Individuelle erkenntnistheoretische Annahmen darüber, wie Verstehen funktioniert, beeinflussen also, so ein zentrales Ergebnis der vorab dargestellten Grundlagen, die Wahl von Gegenstand und Methode. Sie beeinflussen nicht zuletzt die Vorstellung davon, wie man sich dem Gegenstand nähern kann. Die methodologische Forderung der Gegenstandsangemessenheit von Methoden trifft nur einen Teil des Problems, wenn dabei die Selbstreflexion der Forscherin/des Forschers hinsichtlich der eigenen Annahmen über Verstehen unterbleibt, und sie die Wahl unbewusst steuern. Der gewählte Zugang und die individuelle Haltung ergeben das subjektive Verstehen des Forschungsgegenstandes. Brüche zwischen Gegenstand und erkenntnistheoretischen Maximen sind nicht auflösbar, aber zu reflektieren. Damit ergibt sich ein denklogisches Model, das gekennzeichnet ist „durch wellenförmig verlaufende Graduierungen von Zweifel und Gewissheit und regelmäßig wiederkehrenden systematische Reflexionsschleifen" (Nover 2015: 311f). Wird dieses Muster durchlaufen, sind die erzielbaren Ergebnisse zuverlässig und ertragreich (ebenda).

‚Wie hältst Du's mit dem Verstehen', könnte man in Abwandlung von Goethe als Gretchenfrage stellen. Damit rückt die Haltung der Forschenden zum Verstehen in den Fokus der methodologischen

Betrachtung und wird zum Bewertungskriterium für die Güte der erzielten Ergebnisse. Die Frage der Haltung wird in zweierlei Hinsicht für die Ergebnisse relevant: sie beeinflusst die Wahl der Methode, und das gewählte Verfahren beeinflusst den subjektiven Verstehensprozess. Jedes Individuum hat bestimmt Dispositionen, die das Verstehen beeinflussen, auch die gilt es zu reflektieren. Dazu ist es hilfreich, den Dreischritt Erkenntnistheorie – Verarbeitung – Reflexion zu gehen, und Vorgehen und Ergebnisse mit kritischen Anderen, „critical friends" (Andreas Balthasar 2012), zu teilen. „Nur in der Anwendung, in dem Erkennen von Fehlern und in der Kontrolle durch andere ist nachvollziehbar, was eine solche Methode jeweils leisten kann" (Panke-Kochinke 2004:59). Die eigene Haltung als ein produktives Element der Forschung zu entwickeln und immer wieder zu hinterfragen, bleibt somit eine zwingende Forderung rekonstruktiv-interpretativer Sozialforschung.

Literatur

Andermann, Kerstin (2012): Widerfahrnisse. Dimensionen der Passivität und der Anonymität im Handlungsgeschehen. In: Dreher, Jochen (Hrsg.): Angewandte Phänomenologie. Wiesbaden: Springer VS

Balthasar, Andreas (2012): Fremd- und Selbstevaluation kombinieren. In: Zeitschrift für Evaluation, Jg.11, H.2, S.173-198

Bohnsack, Ralf (1998): Rekonstruktive Sozialforschung und der Grundbegriff des Orientierungsmusters. In: Siefkes, Dirk / Eulenhöfer, Peter / Stach, Heike / Städtler, Klaus (Hrsg.), Sozialgeschichte der Informatik. Studien zur Wissenschafts- und Technikforschung. Wiesbaden: Springer. S.105-121

Bohnsack, Ralf (2014): Rekonstruktive Sozialforschung. Opladen: Barbara Budrich

Bongaerts, Gregor (2012): Sinn. Bielefeld: transcript-Verlag

Bongaerts, Gregor (2003): Eingefleischte Sozialität. Zur Phäno-
    menologie sozialer Praxis. In: Sociologia Interbationalis.
    41.Band, S.25-53

Eberle, Thomas S. (2014): Leibzentrierte Sinnkonstitution. Zur
    Relevanz der phänomenologischen Lebensweltanalyse für die
    qualitative Forschung, http://www.berliner-methodentreffen.de/
    archiv/video/closinglecture_2014/index.html, Stand 06.12.2018

Emig, Christine (2004): Phänomenologische Reduktion: Epoché
    und eidetische Reduktion. URL:http://susy.germlit.rwth-
    aachen.de/philo/husserl/epochee/index.html, Stand 20.06.2019

Fleck, Ludwik (2017): Entstehung und Entwicklung einer wissen-
    schaftlichen Tatsache. Hrsg. Von Lothar Schäfer und Thomas
    Schnelle. 11.Aufl., Frankfurt a. M.: Suhrkamp

Graf, Erich Otto / Mutter, Karl (2000): Zur Rezeption des Werkes
    von Ludwik Fleck. In: Zeitschrift für philosophische Forschung,
    Bd. 54, H. 2 (Apr. - Jun., 2000), S. 274-288

Hitzler, Ronald (2015): Sinngemäßes. Mit Thomas Eberle auf der
    Suche nach den Grundlagen und Herausforderungen interpre-
    tativer Sozialforschung. In: Brosziewski, Achim / Maeder, Chris-
    toph / Nentwich, Julia (Hrsg.): Vom Sinn der Soziologie. Wies-
    baden: Springer VS. S. 115-136

Hitzler, Ronald (2007a). Wohin des Wegs? Ein Kommentar zu
    neueren Entwicklungen in der deutschsprachigen "qualitativen"
    Sozialforschung [31 Absätze]. Forum Qualitative Sozialfor-
    schung / Forum: Qualitative Social Research, 8(3), Art. 4,
    http://nbn-resolving.de/urn:nbn:de:0114-fqs070344.

Hitzler, Ronald (2007b). Nur Sinn macht Sinn. Zur Legitimation
    einer (explorativ-)interpretativen Sozialforschung. In: Erwägen –
    Wissen – Ethik. 18 (2): 229-231

Hitzler, Ronald (2002). Sinnrekonstruktion. Zum Stand der Diskussion (in) der deutschsprachigen interpretativen Soziologie [35 Absätze]. Forum Qualitative Sozialforschung / Forum: Qualitative Social Research, 3(2), Art. 7, http://nbn-resolving.de/urn:nbn:de:0114-fqs020276. Stand 1.3.2018

Hitzler, Ronald: Verstehen (1993): Alltagspraxis und wissenschaftliches Programm. In: Jung, Thomas / Müller-Doohm, Stefan (Hrsg.): "Wirklichkeit" im Deutungsprozeß: Verstehen und Methoden in den Kultur- und Sozialwissenschaften. Frankfurt am Main: Suhrkamp, http://nbn-resolving.de/urn:nbn:de:0168-ssoar-19196

Hitzler, Ronald (1991): Dummheit als Methode: eine dramatologische Textinterpretation. In: Garz, Detlef (Ed.) ; Kraimer, Klaus(Ed.): Qualitativ-empirische Sozialforschung : Konzepte, Methoden, Analysen. Opladen : Westdt. Verl., S. 295-318.. http://nbn-resolving.de/urn:nbn:de:0168-ssoar-23940

Jung, Matthias (2018): Hermeneutik. Hamburg: Junius

Jung, Matthias (1996): Wilhelm Dilthey. Hamburg: Junius

Kämpf, Heike (2009): Aspekte und Perspektiven exzentrischen Verstehens. In: Rehbein, Boike / Saalmann, Gernot (Hg.) (2009): Verstehen. Konstanz: UVK. S. 61-69

Kleemann, Frank / Krähnke, Uwe / Matuschek, Ingo (2009): Interpretative Sozialforschung. Wiesbaden: VS-Verlag

Knoblauch, Hubert (2013). Qualitative Methoden am Scheideweg. Jüngere Entwicklungen der interpretativen Sozialforschung [30 Absätze]. Forum Qualitative Sozialforschung / Forum: Qualitative Social Research, 14(3), Art. 12, http://www.qualitative-research.net/index.php/fqs/article/view/2063

Köhler, Wolfgang R. (2009): Selbst- und Fremdverstehen. In: Rehbein, Boike / Saalmann, Gernot (Hg.) (2009): Verstehen. Konstanz: UVK. S. 25-41

Koob, Dirk (2008). Sachen gibt's ...?! Ein Survival-Kit für angehen-
de Phänomenologinnen und Phänomenologen [109 Absätze].
Forum Qualitative Sozialforschung / Forum: Qualitative Social
Research,   9(2),   'Art.   20,   http://nbn-
resolving.de/urn:nbn:de:0114-fqs0802202

Kurt, Ronald (2009): Hermeneutik: Die Kunstlehre des (Nicht-)
Verstehens. In: Rehbein, Boike / Saalmann, Gernot (Hg.)
(2009): Verstehen. Konstanz: UVK. S. 71-91

Lange-Vester, Andrea / Teiwes-Kügler, Christel (2013): Das Kon-
zept der Habitushermeneutik in der Milieuforschung. In: Lenger,
Alexander / Schneickert, Christian / Schumacher, Florian
(Hrsg.): Pierre Bourdieus Konzeption des Habitus. Wiesbaden:
VS.S.145-174

Luckmann, Thomas (1992): Theorie des sozialen Handelns. Bre-
lin/New York: de Gruyter

Lenger, Alexander / Schneickert, Christian / Schumacher, Florian
(2013): Pierre Bourdieus Konzeption des Habitus. In: : Lenger,
Alexander / Schneickert, Christian / Schumacher, Florian
(Hrsg.): Pierre Bourdieus Konzeption des Habitus. Wiesbaden:
VS. S.13-41

Mayer, Anne-Kathrin / Rosman, Tom (2016): Epistemologische
Überzeugungen und Wissenserwerb in akademischen Kontexten. In: dieselben (Hrsg.), Denken über Wissen und Wissenschaft – Epistemologische Überzeugungen. Lengerich: Pabst
Science Publisher. S. 7-24

Mead, George Herbert (1968): Geist, Identität und Gesellschaft
aus der Sicht des Sozialbehaviorismus. Frankfurt am Main:
Suhrkamp

Merk, Samuel / Schneider, Jürgen / Syring, Marcus / Bohl, Thors-
ten (2016): Pädagogisches Kaffeekränzchen oder harte empirische Fakten? Domänen und theorienspezifische epistemologi-

sche Überzeugungen Lehramtsstudierender bezüglich allgemeinen pädagogischen Wissens. In: Anne-Kathrin Mayer & Tom Rosman (Hrsg.): Denken über Wissen und Wissenschaft – Epistemologische Überzeugungen. Lengerich: Pabst. S. 71-100

Nover, Sabine Ursula (2019): Heilsame Wege finden im Umgang mit eigener und fremder Krankheit. In: Proft, Ingo / Zaborowski, Holger (Hg.): Gesundheit – das höchste Gut?. Freiburg u.a.: Herder, S. 26-48

Nover, Sabine Ursula / Sirsch, Erika / Doettlinger, Beatrix / Panke-Kochinke, Birgit (2015): What's going on? Methodologische Fragen zum Verstehen von Menschen mit Demenz in der Versorgungsforschung. Pflege und Gesellschaft, 4/2015

Panke-Kochinke, Birgit (2012): Augenscheinlich fehlgeleitet. Evidenz und Empirie. Methodische Postulate für eine qualitative Versorgungsforschung. In: Pflege und Gesellschaft, 17. Jg. 2012 H.1. S. 5-21

Panke-Kochinke, Birgit (2004): Die rekonstruktive hermeneutische Textanalyse. In: Pflege und Gesellschaft. 9. Jg. 2/2004. S.59-63

Pfreundschuh, Wolfgang: Dasein. https://kulturkritik.net/begriffe/begr_txt.php?lex=dasein, Stand 2.2.2018

Rehbein, Boike o.J.,o.O. https://www.youtube.com/watch?v=cbmnCUIrRC0, Stand 21.3.2018

Rehbein, Boike / Saalmann, Gernot (Hg.) (2009): Verstehen. Konstanz: UVK

Reichertz, Jo (2007). Qualitative Sozialforschung – Ansprüche, Prämissen, Probleme. Erwägen – Wissen – Ethik, 18(2), 1-14.

Schäfer, Lothar / Schnelle, Thomas (2017): Ludwik Flecks Begründung der soziologischen Betrachtungsweise in der Wissenschaftstheorie. In: dieselben (Hg.): Ludwik Fleck. Entstehung und Entwicklung einer wissenschaftlichen Tatsache. 11.Aufl. Frankfurt a.M. S.VII-XLIX

Schütz, Alfred (1981): Der sinnhafte Aufbau der sozialen Welt. Eine Einleitung in die verstehende Soziologie. Frankfurt/M (1932)

Soeffner, Hans-Georg (2017): In: Hitzler, Ronald / Reichertz, Jo / Schröer, Norbert (Hrsg.) Hermeneutische Wissenssoziologie. Standpunkte zur Theorie der Interpretation. Köln: Herbert von Halem Verlag. S. 39-50

Soeffner, Hans-Georg (2010): Symbolische Formung. Weilerswist: Velbrück

Soeffner, Hans-Georg / Hitzler, Ronald (1994): Qualitatives Vorgehen - „Interpretation". In: Herrmann, Theo; Tack, Werner H.: Methodologische Grundlagen der Psychologie. Göttingen: Hogrefe. http://nbn-resolving.de/urn:nbn:de:0168-ssoar-58544

Strübing, Jörg (2013): Qualitative Sozialforschung. München: Oldenbourg

Thomas, William I. / Thomas, Dorothy Swaine (1928): The Child in America. Behaviour Problems and Programs. New York. Knopf

Vasek, Thomas (2013): Rittmeister des Geistes. In: Hohe Luft, 2/2013, S.68-73

Weber, Max (1922):Wirtschaft und Gesellschaft. Grundriß der verstehenden Soziologie. https://www.textlog.de/7304.html

Willaschek, Marcus (1992): „Inneres Handeln". Handlungstheoretische Überlegungen zu einem Grundbegriff des Perspektivismus. In: Gerhardt, Volker / Herold, Norbert: Perspektiven des Perspektivismus. Würzburg: Königshausen u. Neumann. S.131-159

Zwenger, Thomas: Verstehen. In: Handwörterbuch der Philosophie, http://www.philosophie-woerterbuch.de/online-woerterbuch/, Stand 14.2.2018

Kontakt: snover@pthv.de

Michael Jonas

„Care" praxeologisch – Vom Einfluss praxistheoretischer Ansätze und Konzepte auf die empirische Untersuchung gesellschaftlicher Praxisfelder

1. Einleitung

Der Begriff der Praxeologie macht darauf aufmerksam, dass praxistheoretische Forschung nicht nur auf theoretische Konzepte zugreift, sondern auch über elaborierte methodologische Grundlagen sowie Methoden und Techniken der Sozialforschung verfügen muss, um ihren jeweiligen Forschungsgegenstand, die gesellschaftliche Praxis, adäquat erfassen zu können (Jonas et al. 2017). Praxeologische Forschung bewegt sich in einem Spannungsfeld, das zwischen drei zentralen ‚Eckpunkten' aufgespannt wird. Diese Punkte oder Pole lassen sich mit den Begriffen ‚theoretische Ansätze und Konzepte', ‚methodologische und methodische Aspekte' sowie ‚Aspekte des Praxisfeldes' bezeichnen (vgl. Hirschauer 2008). Der hier vorliegende Beitrag folgt dieser Beobachtung und verdeutlicht deren Implikationen in drei unterschiedlichen Schritten. Zuerst geht es darum in grundlegende Aspekte praxistheoretischer Ansätze einzuführen, deren Begriffe in der praxeologischen Forschung vornehmlich einen sensibilisierenden Charakter spielen. In einem zweiten Schritt werden zentrale methodologische Aspekte praxeologischer Forschung andiskutiert. In einem dritten Schritt geht es dann darum, auf der Grundlage der zuvor entfalteten Argumentation den Einfluss des jeweiligen Praxisfeldes auf praxeologische Forschung in der gesellschaftlichen Sphäre der Pflege (und Sorge) herauszustellen. Eine exemplarische Diskussion praxeologischer Forschung zur Pflege demenzerkrankter Men-

© Springer Fachmedien Wiesbaden GmbH, ein Teil von Springer Nature 2020
S. U. Nover, *Theoriegeleitete Forschungswege in der Pflegewissenschaft*, Vallendarer Schriften der Pflegewissenschaft 4, https://doi.org/10.1007/978-3-658-28077-2_3

schen und des gesellschaftlichen Umgangs mit dieser Krankheit ermöglicht es, einige zentrale charakteristische Merkmale dieser praxeologischen Forschung herauszuarbeiten.

2. Zentrale Aspekte praxistheoretischer Ansätze und Konzepte

Seit der Proklamation des *practice turn* im Jahr 2001 (Schatzki et al. 2001) haben praxistheoretische Ansätze in der sozialwissenschaftlichen Diskussion immer mehr an Bedeutung gewonnen. Sie treten mit dem Anspruch auf, gesellschaftliche Praxen adäquat konzeptualisieren und analysieren zu können. Im Gegensatz zu anderen sozialwissenschaftlichen Strömungen, wie dem *rational choice*- Ansatz oder der Systemtheorie, die sich trotz Heterogenität durch eine starke theorieinterne Kohärenz und Geschlossenheit auszeichnen, kann man im Fall praxistheoretischer Ansätze nicht im Singular sprechen; das ist oft betont worden (Reckwitz 2002a; Schatzki 1996; Nicolini 2012). Vielmehr zeichnen sich praxistheoretische Ansätze durch Familienähnlichkeiten (Wittgenstein 1958) aus, also durch ein kompliziertes Netz von Ähnlichkeiten, die einander kreuzen (ebd.: 32).

Als Grundlagen einer praxistheoretischen Perspektive gelten eine Reihe durchaus unterschiedlicher, teils auch gegensätzlicher Ansätze, angefangen von der Praxisphilosophie etwa der Frankfurter Schule (Adorno 1980, Benjamin 1983), über die Existenzialontologie von Martin Heidegger (1967), die Sprachphilosophie Ludwig Wittgensteins (1984), die Strukturierungstheorie von Anthony Giddens (1979), Michel Foucaults Ansatz der Technologien des Selbst (1989) und vor allem Pierre Bourdieus *„Entwurf einer Theorie der Praxis"* (1976) bis hin zu aktuellen Ansätzen, die etwa von den theoretischen Entwürfen und Überlegungen gegenwärtiger AutorInnen wie Judith Butler (1990), Andreas Reckwitz (2003) und

Theodore Schatzki (2002) geprägt werden. Mehr oder minder ist diesen Ansätzen gemeinsam, dass sie die Betrachtung und Erklärung menschlichen Tuns weder primär individualistisch noch primär strukturell verorten. Es geht ihnen vielmehr darum, Aktivitäten als Momente von Vollzügen zu betrachten und aus einer Perspektive zu analysieren, in der sowohl die Handlungs- und Verhaltenschancen individueller Akteure als auch die Wirkung vergesellschafteter Strukturen berücksichtigt werden.

Praxistheoretische Ansätze werden inzwischen in ganz unterschiedlichen sozialwissenschaftlichen Disziplinen nicht nur der Soziologie beziehungsweise einer Reihe von Bindestrich-Soziologien wie der Wirtschafts- und Konsumsoziologie (Jonas 2014a+b, 2016; Warde 2005), der Raumsoziologie (Löw 2000) oder der Alltagssoziologie (Hirschauer 1999) gewinnbringend genutzt. Auch in anderen Disziplinen wie etwa der Politikwissenschaft (Freeman 2008; Cook/Wagenaar 2012, Pritzlaff 2013; Jonas/Littig 2017), der Medizinanthropologie (Mol 2002), der Geografie (Thrift 2007) sowie in einer Reihe von disziplinübergreifenden Forschungsrichtungen wie der Geschlechter-, der Wissenschafts- und Technologieforschung (Knorr Cetina 1999) oder der Nachhaltigkeitsforschung (Shove 2010; Jonas/Littig 2015) sind diese Ansätze weiter entwickelt oder aufgegriffen worden. Entsprechend gibt es auch eine Vielzahl empirischer Analysen ganz unterschiedlicher Praktiken, etwa des Autofahrens (Thrift 2004), des Tangotanzens (Littig 2013), der Partizipation in Arbeitsprozessen (Jonas/Berner 2010), der Pflege (Pols 2012), des Essens (Warde 2013) oder der Inszenierung von Alltagskunst (Jonas 2019). Diese und weitere Veröffentlichungen verdeutlichen einerseits, dass praxistheoretische Konzepte mit anderen sozialwissenschaftlichen Ansätzen (etwa der Nachhaltigkeitsforschung, der Konsumsoziologie, der Raumgeografie, der Geschlechterforschung) und Konzepten (etwa: Nachhaltigkeit, Produktion und Konsumtion, Macht, Ungleichheit) kombiniert werden müssen, um fruchtbare Erkenntnisse zu ermöglichen. Andererseits stellen sie heraus, dass Individuen nicht in einzelnen, sondern in vielen Praktiken involviert sind, die sich in den jeweiligen gesellschaftlichen Sphären oder Feldern der Praxis teilweise ergänzen, überlappen, aber auch ausschließen können.

Der Verweis auf die gesellschaftliche Praxis als Forschungsgegenstand betont, dass es um die Analyse gesellschaftlicher Prozesse und Situationen geht, in die Menschen in ihrem Alltag, auch in Bezug auf andere Entitäten (Dinge, Tiere usw.) eingebettet sind. Praxis bezeichnet hier das, was oftmals als das Soziale benannt wird, grenzt es aber in einem spezifischen Sinne ein und erweitert es zugleich. Praxis bezieht sich auf die Gesamtheit aller Aktivitäten, die von menschlichen und nichtmenschlichen Akteuren in ihren Interaktionen ausgeführt werden. Das Soziale wird damit – das ist mit Eingrenzen gemeint – unmittelbar auf das Tun und Sprechen bezogen und damit werden als Konsequenz mentale Aspekte, rationale Präferenzen oder allgemeine Werte zunächst in den Hintergrund gerückt. Diese Eingrenzung erlaubt zugleich aber eine radikale Erweiterung dessen, was als Verhaltensäußerung oder als Aktivität gelten soll: Entgegen dem in den Sozialwissenschaften immer noch dominanten Bias zugunsten sprachlicher, also im Sinne Habermas kommunikativer Äußerungen (Habermas 1984), erlaubt es der hier gemeinte Begriff der Praxis nicht nur verbale, sondern auch nonverbale Aktivitäten zu berücksichtigen. Das Soziale drückt sich also sowohl auf sprachliche als auch auf nichtsprachliche Weise aus. Das Sprachliche inkludiert nicht nur Sprechakte (Searle 1969), sondern auch Geräusche und Töne, die gängiger Weise Bestandteil aller alltagspraktischen Situationen sind. Das Nichtsprachliche betrifft alle räumlichen und zeitlichen

Aspekte menschlicher Alltagspraxen, aber nicht nur diese. Ein weit gefasstes Verständnis von Praxis beinhaltet darüber hinaus alle affektiven, gustatorischen und visuellen Aspekte gesellschaftlicher Bezüge, die zwar in den Sozialwissenschaften zumeist marginalisiert werden, aber selbstverständlicher Teil des Alltagslebens sind. Praxis umfasst also weit mehr als pure *ratio* oder die Wirklichkeit, wie sie in Bewusstseinsakten konstituiert wird; sie konstituiert sich und besteht vielmehr und vor allem aus körperlichen Aktivitäten der involvierten Akteure, die inmitten soziomaterieller Settings in Bezug zu lebenden und nicht lebenden Entitäten ausgeführt werden.

Gegenwärtig lassen sich in den betreffenden Diskursfeldern grundlegend zwei Ausrichtungen praxistheoretischer Ansätze voneinander unterscheiden. Zu einer eher generalisierten Variante zählen alle Ansätze, die Sozialität als Praxis im oben gemeinten Verständnis fassen, so etwa der Ansatz der *Communities of Practice* (Lave/Wenger 1991; Davies 2005) und Andrew Pickerings *„The Mangle of Practice"* (1995). Eine spezifischere Variante – sozusagen eine Teilmenge – umfasst die Ansätze, die davon ausgehen, dass Praxis aus der Inszenierung unterschiedlicher Komplexe von Praktiken besteht, in die vor allem menschliche, oft auch nichtmenschliche (Mol 2002) Akteure involviert sind. Gemeinsam ist beiden Varianten der Fokus auf die Praxis, verbunden mit der Zielsetzung, wie vor allem Pierre Bourdieu es formuliert hat, die Praxis *als* Praxis zu fassen (Bourdieu 1990); in der spezifischeren Version wird dem Konzept der Praktik theorietechnisch ein zentraler Stellenwert zugemessen.

Verbunden ist diese praxistheoretische Variante – mit Abstrichen auch die erstgenannte allgemeinere Variante – mit dem Anspruch, das Soziale auf eine ganz spezifische und überzeugende Weise zu adressieren, wie es etwa Schatzki in seiner Einleitung zum schon genannten Buch „*The Practice Turn in Contemporary Theory*" auf den Punkt gebracht hat: „In social theory, consequently, practice approaches promulgate a distinct social ontology: the social is a field of embodied, materielly interwoven practices centrally organized around shared practical understandings. This conception contrasts with accounts that privilege individuals, (inter)actions, language, signifying systems, the life world, institutions/roles, structures, or systems in defining the social. These phenomena, say practice theorists, can only be analyzed via the field of practices." (Schatzki 2001: 12)

Zentral ist hierbei das Praktikkonzept, das Schatzki (1996) vorgeschlagen hat, nicht nur, weil es breit rezipiert wird, sondern weil es letztendlich auch als Referenz für die meisten Alternativvorschläge dient. Demzufolge stellt ein solcher *nexus of doings and sayings*, also ein Zusammenhang des Tuns und Sprechens, ein eigenständiges gesellschaftliches Phänomen dar, das einerseits als Entität begriffen und andererseits als Performanz oder Inszenierung verstanden werden kann. Während im erstgenannten Fall auf unterschiedliche Aspekte fokussiert wird, die eine Praktik organisieren, geht es im zweiten Fall darum, die Aktivitäten, die von den involvierten Akteuren ausgeführt werden, in den Blick zu nehmen. Während dieser zweite Aspekt in der Diskussion generell geteilt wird, beziehen sich die im Diskurs vorhandenen Alternativvorschläge auf den erstgenannten Aspekt.

Fasst man eine Praktik als eigenständige Entität des Sozialen, ist es möglich, nach den sie organisierenden Aspekten zu fragen. Dem Vorschlag von Schatzki (1996) folgend, wird eine Praktik durch Kompetenzen (*understandings*), ‚Regeln' und einer so genannten ‚teleoaffektiven Struktur' oder Leitorientierung konstituiert. Unter den Begriff der *understandings* fallen hierbei alle körperlich-mentalen Fertigkeiten, die Individuen auszuüben in der Lage sein

müssen, wenn sie sich in einer Praktik engagieren. Unter ‚Regeln'
können alle impliziten wie expliziten, im Spektrum kaum kodifizierter (wie etwa Faustregeln, Hinweise), bis stark kodifizierter (wie
etwa Vorschriften, Gesetze) Verhaltens- und Handlungsanweisun-
gen gelten, die von den involvierten Akteuren bewusst oder unbewusst angewendet werden. Eine ‚teleoaffektive Struktur' umfasst
hingegen jene zielorientierten und affektiven Orientierungen, die
für eine Praktik regeln, welche Aktivitäten in ihrer Aufführung oder
Inszenierung als angemessen und angebracht gelten und welche
nicht. Vorliegende Alternativvorschläge beruhen nicht auf grundlegenden Änderungen, sondern auf Ergänzungen oder Abweichun-
gen der oben genannten Konzeption. Alan Warde (2005) möchte
etwa den Begriff *understandings* beibehalten, begreift aber
Schatzki's ‚Regeln' als ‚Prozeduren' und das Konzept der ‚teleoaffektiven Struktur' als ‚Engagement'. Reckwitz Vorschlag „a practice
… is a routinized type of behaviour which consists of … forms of
bodily activities, forms of mental activities, ‚things' and their use, a
background knowledge in the form of understanding, know-how,
states of emotions and motivational knowledge" (Reckwitz
2002a:249f.) lässt sich als eine   spezifische subjektorientierte
Wendung von Schatzki's Konzeption lesen, in der aber das Subjekt zum bloßen Träger oder auch als Schnittpunkt von Praktiken
dekonstruiert wird. Shove und Kollegen (Shove et al. 2012) hingegen ver-allgemeinern Schatzkis Konzept auf spezielle Weise, in
dem sie eine Praktik als spezifische Konfiguration begreifen, deren
organisationalen Elemente sie als ‚Materialitäten' (etwa: Dinge,
Technologien, Infrastrukturen, Körper), ‚Kompetenzen' (Fertigkeiten, Wissen, Techniken) und ‚Bedeutungen' (symbolische Bedeutungen, Ideen, Aspirationen) fassen. Die Analyse der organisierenden Aspekte fokussiert dann recht formal auf die Verbindungen

zwischen den Materialitäten, Kompetenzen und Bedeutungen sowohl einer als auch mehrerer Praktiken.

Das Verständnis von einer Praktik als Performanz bezieht sich hingegen darauf, dass Praktiken von Akteuren durch entsprechende *doings* and *sayings* inszeniert werden müssen, um in ihrem gesellschaftlichen Kontext wirken zu können (deCerteau 1980). Folglich richtet sich der Fokus zum einen auf diejenigen diskursiven und nichtdiskursiven, körperlichen und sprachlichen Aktivitäten, die menschliche und in einigen Ansätzen auch nichtmenschliche (Mol 2002) Akteure tun (und auch lernen können), wenn sie sich in einer Praktik engagieren. Die Analyse der Performanz von Praktiken äußert sich vor allem in einer Deskription des Tuns und Sprechens jeweils relevanter Praktiken (Gregson et al. 2009; Hand/Shove 2007). Zum anderen geht es um die materielle Einbettung dieser Aktivitäten, also etwa um die Fragen, welche körperlichen Bewegungsabläufe in welchem soziomateriellem Raum ausgeführt und mit welchen Artefakten und in diesen enthaltenen Verhaltensskripten oder mit welchen anderen Lebewesen diese -abläufe in ganz unterschiedlicher Intensität verknüpft sind (Reckwitz 2002b, Schatzki 2010). An netzwerktheoretische Ansätze anknüpfend werden die genannten soziomateriellen Kontexte als Netzwerke menschlicher und nichtmenschlicher Lebewesen, Organismen und Artefakte gefasst, die im Zusammenhang mit der Performanz entsprechender Praktiken den Ort oder die Stätte (*site*) des Sozialen konstituieren, in dem sich etwa ein Individuum befindet und dabei zugleich mitkonstituierender Teil dieses Kontextes ist.

Praktiken lassen sich als einzelne zwar analytisch isolieren und analysieren, im praxissoziologischen Diskurs geht man aber von der Annahme aus, dass sich Sozialität durch Überlagerungen und Überschneidungen unterschiedlicher Praktiken konstituiert. Praktiken wirken als einzelne und in Bündeln als Bindeglieder zwischen individuellen Verhaltensweisen und der Institutionalisierung von Strukturmomenten. Aus der Perspektive einer Soziologie der Praktiken verschiebt sich das sozialtheoretische Grundproblem von der Frage nach dem sozialen Zustandekommen der Handlungskoordination zur Frage der Aufrechterhaltung und Reproduktion bestimmter gesellschaftlicher Strukturen und Konfigurationen in der Zeit sowie ihres Wandels. Sowohl in der theoretischen Diskussion als auch in der empirischen Forschung geraten deshalb verstärkt Bündel von Praktiken, das Ausmaß ihrer Vernetzung, die Frage nach ihrer Entstehung, Reproduktion und ihrem Wandel sowie das Verhältnis zu anderen Praktikenbündeln und soziomateriellen Ordnungen in den Fokus. Was die Vernetzungsweise anbelangt, wird beispielsweise zwischen lose angeordneten Ensembles, Geflechten, enger vernetzten Geweben und stabilen Komplexen (Jonas 2014a) oder Bündeln und Komplexen (Shove et al. 2012) unterschieden, die entweder im Sinne der *flat ontology* (Marston et al. 2005) auf einer Ebene oder im Sinne herkömmlicher Mehrebenenansätze auf mehreren gesellschaftlichen Ebenen (Mikro - Meso - Makro) positioniert sind. Damit behandeln praxistheoretische Ansätze gesellschaftliche Phänomene auf eine neuartige Weise, in dem sie den in alternativen Ansätzen individualistischer oder strukturalistischer Ausrichtung zumeist nicht berücksichtigten Raum zwischen individuellen Aktivitäten und gesellschaftlichen Strukturen fokussieren – und dabei mitunter auch den Anspruch erheben, eine geeignete Alternative zur Dichotomie zwischen Handlung und Struktur zu bieten.

3. Methodologische und methodische Aspekte praxeologischer Forschung

Auch wenn praxistheoretische Ansätze, so wie sie hier vorgestellt werden, theoretische Setzungen vornehmen, die prägend auf praxeologische Forschung wirken, haben deren Konzepte vornehmlich einen sensibilisierenden Charakter; sie müssen methodologisch reflektiert und in der Forschungspraxis behutsam eingesetzt werden. Praxeologische Forschung hat hierbei keine eigene(n) Methodologie(n) entwickelt, sondern schließt an die methodologischen Grundlagen vor allem der qualitativen, unter Umständen auch der quantitativen Sozialforschung an, wobei der letztgenannte Aspekt an dieser Stelle nicht weiterverfolgt wird. Idealtypisch kann eine Methodologie (der qualitativen Sozialforschung), so Siegfried Lamnek, als „Spezialfall oder Anwendungsfall der Wissenschaftstheorie" (Lamnek 1993: 57) gefasst werden und als solche beschäftigt sie sich mit der Frage, „unter welchen Bedingungen wissenschaftliche Erkenntnis auf einen bestimmten Erkenntnis- und Objektbereich ... bezogen, möglich ist" (ebd., vgl. Lamnek/Krell 2016). Auch wenn diese idealtypische Unterscheidung nicht unproblematisch ist, weil etwa „allgemeinwissenschaftstheoretische Implikationen auch spezifisch methodologischer Art und umgekehrt sein können" (Lamnek 1993: 57), wollen wir dieser Unterscheidung folgen. Im Anschluss an Herbert Blumer (1969) lässt sich die methodologische Grundlage auch der praxeologischen Forschung dann in drei Voraussetzungen oder Grundannahmen benennen. Einer ersten Annahme nach umfasst eine (praxeologische) Methodologie jeweils die gesamte wissenschaftliche Forschung (oder Suche), sie kann nicht auf spezifische Teile oder Aspekte reduziert werden. Sie schließt also sowohl die Ausgangsprämissen als auch die Vielfalt der jeweiligen Durchführungsschritte mit ein, die in den jeweiligen Forschungspraktiken virulent sind. Der zweiten Grundannahme nach soll die entsprechende Forschung dem oft sperrigen und widerspenstigem Charakter der untersuchten Praxis entsprechen und nicht die untersuchte Praxis den Maßgaben vorab festgelegter spezifischer Methoden und Techniken. Vor allem in der ethnografischen Forschung wird hierbei betont, „dass die Methodenzwänge empirischer Forschung nicht so sehr von der Wissenschaft ausgehen müssen, sondern primär vom Gegenstand. Methoden sind nicht eine Frage von erlaubtem und verbotenem Tun, sondern eine Frage, wie man sich erfolgreich einem Feld anpasst" (Breidenstein et al. 2011: 38). Von daher verlangt der Gegenstand, also die untersuchte gesellschaftliche Praxis, methodische Strenge, nicht aber Methoden an sich. Der dritten Grundannahme nach soll die untersuchte gesellschaftliche Praxis und nicht spezifische Modelle wissenschaftlichen Vorgehens die Antwort darauf geben können, ob die betreffende Forschung ihrem Forschungsgegenstand angemessen ist oder nicht. „Eine gute Interpretation von was auch immer", so schon Clifford Geertz, „versetzt uns mitten hinein in das, was interpretiert wird" (Geertz 1987: 26). Vor allem diese drei Grundannahmen sind es, die die Methodologie qualitativer Sozialforschung ausmachen, selbst wenn (vergleichbar dem Feld praxistheoretischer Ansätze) das Feld der qualitativen Methoden durch „Ähnlichkeiten und Überschneidungen, aber auch Widersprüche und Gegensätze" (Reichertz 2007: 197) gekennzeichnet ist und kein in sich homogenes Ganzes bildet.

Genauso wenig wie praxeologische Forschung eine eigene spezifische Methodologie hat, entwickelt sie auch keine eigenen Ansätze und Methoden für ihre Forschung. Vielmehr greift sie auch hier auf die Vielfalt der in der qualitativen Sozialforschung vorhandenen Ansätze und Methoden zu, wobei sie diese oftmals anpassen und umwandeln muss. Umwandlungen sind nicht nur dann erforderlich, wenn deren zugrundeliegenden theoretischen Vorannahmen zum Teil inkompatibel mit den praxistheoretischen Vorannahmen praxeologischer Forschung sind, sondern auch, wenn die betreffenden Ansätze und Methoden einen offenen Zugang auf das untersuchte Praxisfeld einschränken. Unterscheiden lassen sich in diesem Zusammenhang Ansätze und Methoden, die mehr oder weniger umstandslos in der praxeologischen Forschung zur Anwendung kommen, von solchen, die oftmals erst an die genannten Erfordernisse angepasst werden müssen, bis hin zu solchen, die – sieht man von spezifischen Fällen ab – grundlegend adaptiert werden müssen oder nur bruchstückartig eingesetzt werden können.

Zur erstgenannten Gruppe zählen vor allem Ansätze wie die dokumentarische Methode (Bohnsack 2011), aber auch Varianten der Diskursanalyse (Keller 2007), Weiterentwicklungen der Grounded Theory (Clarke 2005) sowie Varianten der Ethnografie und nicht zuletzt auch der Praxeografie (Mol 2002), die mehr oder minder explizit mit dem Anspruch verbunden sind, die soziale Praxis beziehungsweise gesellschaftliche Praktiken zu fokussieren. Als ein zentrales Beispiel aus der erstgenannten Gruppe kann sicherlich diejenige ethnografische Forschung benannt werden, die den von Georg Breidenstein et al. (2011) herausgearbeiteten Kriterien genügt. Ethnografie (in dieser Variante) sieht ihren Forschungsgegenstand genuin in den (kulturellen) Praktiken. Sie erhebt den Anspruch, dass sie „aufgrund ihres methodischen Zuschnitts sensibler als alle vergleichbaren Forschungsansätze auf die Sinnschicht sozialer Praktiken eingestellt" (ebd.: 33) ist, die sie vor allem in dem impliziten Wissen der TeilnehmerInnen gelebter Sozialität lokalisiert. Das Primat der Feldforschung, also das kontinuierliche und persönliche Aufsuchen von Lebensräumen, das sich nicht über kurze Zeitabschnitte (wie bei vielen Ansätzen der qualitativen

Forschung) sondern über lange, mitunter mehrjährige Zeiträume erstreckt, sowie ein spezifischer Methodenopportunismus, demzufolge der Einsatz der genutzten Datengenerierungs- und -auswertungsmethoden und -techniken den Erfordernissen der Praxis folgt und der mit einem strengen Methodenkonzept bricht, das diese als zu befolgendes Regelwerk fasst, konstituieren zwei weitere methodologische Grundannahmen. Ein Fokus auf das Schreiben und die Versprachlichung des Sozialen, der „die professionalisierte Kompetenz, Nichtsprachliches zu versprachlichen" (ebd.: 36) betont, bildet zusammen mit den drei zuvor genannten Aspekten den Kern dieses Ansatzes, der naheliegender Weise große Übereinstimmungen mit den hier vertretenen Aspekten praxeologischer Forschung aufweist. Im Fall der oben genannten Ethnografie wird praxeologische Forschung als Praxisvollzug verstanden, der vor allem durch zwei Bewegungen charakterisiert ist, nämlich einerseits der Annäherung an das jeweilige Untersuchungsfeld und andererseits der Distanzierung aus dem Untersuchungsfeld. Praxeologische Forschung, so gefasst, sperrt sich dabei einfachen zeitlichen Abfolgen, sondern sieht etwa Datengenerierung und -analyse als eng miteinander verwoben, allein schon deshalb, weil ethnografisches Beobachten „systematisch die Unterscheidung zwischen bloßer Beschreibung und nachträglicher Analyse" (ebd. 2011: 110) unterläuft sowie weil Datengenerierung und -analyse primär auf das Schreiben setzen. Analog dem offenen, an den Erfordernissen des Feldes angepassten Umgang mit Erhebungsmethoden wird bei der Distanzierung ein ebensolcher Umgang mit den Methoden und Praktiken der Datenanalyse präferiert, die primär einen Orientierungsrahmen aber keine abzuarbeitenden eng gefassten Prozeduren anbieten (Hirschauer 2001).

Dahingegen lassen sich etwa Ansätze der wissenssoziologischen Hermeneutik (Hitzler/Honer 1997; Honer/Hitzler 2015) sowie die eher traditionellen Ansätze der Grounded Theory (Glaser 1992, Glaser/Strauss 1967, Strauss/Corbin 1990) sowie an sie anschließende Weiterentwicklungen etwa zur Typenbildung (Kelle/Kluge 2010) der zweitgenannten Gruppe zuordnen. Die besagten Ansätze der Grounded Theory zählen beispielsweise zu dieser Gruppe, weil sie auf einer handlungstheoretischen, vor allem im Fall von Strauss/Corbin (1990) auf einer pragmatistisch, interaktionistischen Grundlage (Strübing 2004) sowie einem tendenziell naturalistischem Verständnis der im Feld erzeugten Daten beruhen, die nur partiell mit den Grundlagen praxistheoretischer Ansätze vereinbar sind. Grundlegend ist die Grounded Theory enger zugeschnitten, als die oben dargestellte Ethnografievariante. Zentraler Fokus der Grounded Theory ist eine Art Methodologie von Theorieentwicklung spezifischen Zuschnitts, nämlich datenbasierter (und auch erfahrungsbasierter) Theorien. Auch wenn bestimmte Varianten der Grounded Theory implizit oder explizit eine Theorielosigkeit von Forschung proklamieren, stehen hier allerdings die Handlungen bzw. breiter gefasst, die Aktivitäten der im Feld agierenden Personen im Vordergrund (und nicht deren Praktiken). Auch die Grounded Theory setzt auf intensive Forschung im Untersuchungsfeld. Vergleichbar zur früh den Datengenerierungsprozess parallel verorteten Versprachlichung des Sozialen etwa mit Hilfe von Memos, Protokollen und Forschungstagebüchern vertritt auch die Grounded Theory die Position einer Gleichzeitigkeit oder Parallelität der Datengenerierung und -analyse. Und ähnlich zum vertretenen Methodenopportunismus der Ethnografie plädiert die Grounded Theory ebenfalls für die Nutzung feldangemessener Datenerhebungsverfahren und -techniken. Im Unterschied zu dieser setzt sie aber grundlegend und streng auf die Methode des

permanenten Vergleichs, um die anvisierten gegenstandsbezoge-
nen und in Folge auch formalen Theorien (mit höherem Allge-
meinheitsgrad) entwickeln zu können. Dieser permanente Vergleich kann etwa der Überprüfung und Validierung von Daten oder
von Kategorien und Hypothesen, der Generalisierung oder der
Spezifizierung bzw. der Ausarbeitung von Besonderheiten (eines
Falles) (Glaser/Strauss 1967) sowie dann auch der Typenbildung
(Kelle/ Kluge 2010) dienen. Als grundlegend gilt hierbei jedoch das
theoretical sampling, demzufolge die für die komparative Analyse
notwendigen Vergleichsgruppen (an empirischen Fällen) aufgrund
der aus der frühzeitigen Analyse schon erhobener Daten emergie-
renden theoretischen Kategorien und (anschließend formulierten)
Hypothesen gebildet und (mit Hilfe anschließender zusätzlicher
Erhebungen) erweitert werden, bis von einer sogenannten theoretischen Sättigung ausgegangen werden kann.

Beispiele für die zuletzt genannte Gruppe sind hingegen solche
Ansätze, die entweder nur bedingt den allgemeinen Aspekten der
qualitativen Sozialforschung genügen, etwa weil sie die geforderte
Offenheit in der Datengenerierung und -analyse durch die Vorgabe
szientistischer und stark standardisierter Auswertungsverfahren
einschränken wie etwa spezifische standardisierte Varianten der
Inhaltsanalyse, oder weil sie sich durch eine primär subjektorientierte Fokussierung auszeichnen, wie etwa die Biografieforschung
oder Ansätze, die auf das narrative Interview setzen. Solche sub-
jektorientierten Ansätze sind zwar in spezifischen Fällen einfach
an praxistheoretischen Konzepte anknüpfbar – beispielsweise
wenn es um Praktiken der Subjektivierung geht – oder basieren
gar grundlegend auf einer praxistheoretischen Perspektive dabei
für eine stärkere Hervorhebung der subjektbezogenen Kompetenzen in der Ausübung von Praktiken plädierend (Alkemeyer et al.

2017). Oftmals bedürfen diese Ansätze aber eher wohl großer Adaptierungsschritte.

Wirft man einen Blick auf die empirische Forschung(en), die auf der Grundlage praxistheoretischer Ansätze und Konzepte durchgeführt worden ist, kann man feststellen, dass diese potenziell auf eine große Bandbreite von Techniken und Formen zugreifen kann. Praxeologische Forschung nutzt etwa die Analyse qualitativer Interviews (in ganz unterschiedlichen Varianten) oder Beobachtungen, führt Artefaktanalysen oder Analysen visueller Daten, seien es Fotos, Filme oder Bilder, durch und greift in der Regel auch auf Dokumentenanalysen (etwa von Internetdaten oder Veröffentlichungen in den Medien, Publikationen, persönlichen Dokumenten wie Briefe oder Tagebücher, offizielle Dokumente) zu.

4. Praxisfelder Pflege und Medizin:
Das Fallbeispiel Pflege von Menschen mit Demenz

Wie in anderen gesellschaftlichen Sphären und Feldern gibt es inzwischen auch eine Reihe praxeologischer Studien, die in den Sphären der Pflege, der Gesundheit und der Ernährung sowie der (Human- und Tier-)Medizin durchgeführt worden sind. Beispielhaft sei hier auf die Arbeiten von Annemarie Mol (2002, 2007), Jeanette Pols (2005; Pols/Limburg 2016, Pols et al. 2018), Inngun Moser (2010), Marianne de Lait (2017) und Janelle Taylor (2010) verwiesen. Kennzeichnende Merkmale dieser praxeologischen Studien sind im Allgemeinen ein beständiges Austarieren zwischen den genannten Polen theoretischer Ansätze, methodologischer Überlegungen und den Anforderungen der jeweils untersuchten Praxis, das mit einem schwach ausgearbeiteten Praktikenkonzept sowie einer stark ethnografisch, mitunter auch autoethnografisch geprägten Forschung umgesetzt wird. Weiteres Kennzeichen dieser Forschung ist zudem, dass die betreffenden

Autorinnen mitunter (inzwischen im akademischen Geschäft) un-konventionelle Textformate und auch Schreibstile nutzen, um den analysierten spezifischen Eigenarten der jeweils inszenierten Prak-tiken gerecht werden zu können. Anstelle eines hier auch mögli-chen Überblicks über diese Forschung fokussiere ich im Folgen-den auf einen Essay von Janelle S. Taylor (2010), den diese in dem Sammelband *„Care in Practice"* (Mol et al. 2010) veröffentlicht hat. Denn dieser macht die spezifischen Aspekte praxeologischer Forschung bis hin zur Frage, wie Forschung ihr Publikum adres-siert, in besonderer Weise deutlich.

In dem genannten Essay mit dem Titel *On recognition, caring and dementia* entfaltet Janelle Taylor (2010) in mehreren Schritten tiefgehende Einblicke in ihre eigenen Erfahrungen als Tochter und Anthropologin mit ihrer an Demenz erkrankten, in einem Pflege-heim lebenden Mutter sowie der aus ihrem Umfeld an sie (selbst) adressierten Frage „Does she recognize you?" (ebd.: 27). Im An-schluss an eine Einleitung entwickelt die Autorin in dreizehn, mal längeren, mal kürzeren Abschnitten ganz unterschiedliche Antwor-ten auf diese eine Frage, die durchgehend als Überschrift gewählt wird. Im Schlüsselsatz ihres Essays „'Recognition' is inseparable from ‚caring', and both can be understood as not just the interior states of individuals but as *practices*, particular forms of activity at once social, representational and very concretely material" (ebd.: 44) bringt sie zentrale Aspekte ihrer praxeologischen Sicht auf die genannte Frage auf den Punkt.

Taylors praxeologische Perspektive ist eine autoethnografische. Ihre theoretischen Bezugnahmen speisen sich demnach sowohl aus ihren individuellen Erfahrungen als Tochter als auch aus den akademischen Kompetenzen als Anthropologin. Um adäquate Antworten auf ihre Ausgangsfrage „Does she recognize you?" zu finden, hat die subjektive Erfahrung einen ebenso großen Stellenwert wie die Bezugnahme auf theoretische Ansätze und Konzepte. Beide werden reflexiv miteinander in Beziehung gesetzt. Vor allem Auseinandersetzungen mit Forschung zum Phänomen der Demenzerkrankung und des gesellschaftlichen Umgangs, den philosophischen Ansätzen von Paul Riceour (2005) und Avishai Margalit (2002) sowie den anerkennungstheoretischen Ansätzen von Charles Taylor (1994), Nancy Fraser und Axel Honneth (Fraser/Honneth 2003) (als auch den oben genannten praxeologischen Forschungen) reichern die konzeptuelle Durchdringung der eigenen Perspektive an. Die Beschäftigung mit Riceour verdeutlicht aus der Perspektive der Autorin, dass die Ausgangsfrage keineswegs mit einer trivialen Antwort beantwortet werden kann, auf die diese Frage eigentlich abzielt. ‚Erkennen' lässt sich vielmehr als Phänomen begreifen, dass in drei unterschiedlichen Praktiken zum Tragen kommt, nämlich einerseits die vornehmlich durch die betreffende Frage adressierte Praktik der Identifikation Anderer, andererseits aber auch die weiterreichenden Praktiken der Selbst-(An-)Erkennung und der (An-)Erkennung durch Andere. Margalits Unterscheidung zwischen Moral als kennzeichnend für die wechselseitige Bezugnahme in losen sozialen Beziehungen und Ethik als kennzeichnend in dichten sozialen Beziehungen, in denen ein intersubjektiv geteiltes Erinnern als Fundament entstehen und wirken kann, betont die große Relevanz entsprechender Praktiken des lebensweltlichen Nahbereichs. Margalits Position, dass Namenserinnerung als Meronym für die Erinnerung an eine und das Erkennen einer Person fungiert, erweist sich hingegen als kognitivistische Verkürzung, schließt sie doch aus, dass Erinnern und Erkennen auch ohne die oben genannte Praktik der Identifikation Anderer möglich sein kann bzw. ist. Die anerkennungstheoretischen Ansätze schließlich ermöglichen es der Autorin, das Phänomen der wechselseitigen Anerkennung in seiner gesellschaftlichen Bedeutung zu konturieren und die Verbindungen zwischen Anerkennungsprozessen und Herausbildung von Selbstkonzepten nicht individualistisch zu verkürzen sowie stärker auf die Frage zu fokussieren, „how ‚selfhood' is distributed among networks, sustained by supporting environments, emergent within practices of care" (Taylor 2010: 43). Die Reflexion der betreffenden Forschung zu Demenz und des gesellschaftlichen Umgangs mit dieser Krankheit hebt hervor, dass der Fortschritt der Erkrankung vor allem an den so genannten *stills*, also den noch vorhandenen Fertigkeiten Erkrankter (etwa sich selbst die Zähne putzen zu können) und den so genannten *firsts*, also den Zeitpunkten, in und ab denen Alltägliches nicht mehr möglich ist (etwa identifikatorisches Erinnern an bestimmte Ereignisse) oder Entscheidungen von Dritten (etwa über Medikation) getroffen werden. Die Referenz auf diese Forschung macht zudem deutlich, dass die Personen, die mit demenzerkrankten Menschen interagieren, oftmals einem kognitivistischen Verständnis von Kommunikation verhaftet bleiben, dessen Grundlagen aber im Entwicklungsverlauf der Krankheit immer obsoleter werden und als Folge auf der Seite Nichterkrankter zur Suspendierung sonst gültiger Praktiken und diesen inhärenten Regeln des ‚Miteinanderumgehens' führen. Und sie stellt heraus, dass die Unterbringungspraktiken Demenzerkrankter in spezifischen Pflegeheimen oder Kliniken in der betreffenden Forschung nicht nur immer mit Aspekten des sozialen Todes sowie mit Prozessen der Demütigung verbunden sind, sondern auch im Extremfall Demenzerkrankte pauschal als Sterbende fassen. Und schließlich dient die Bezugnahme auf praxeologische Ansätze im betreffenden Forschungsfeld einer zusätzlichen Fundierung Taylors eigenen Perspektive, in der die betrachteten Phänomene als Inszenierung unterschiedlicher, auch konfligierender Praktikenbündel

begriffen werden, deren implizite Logiken (Mol 2007) durch die
Forscherin explizit gemacht werden.

Methodologisch lässt sich Taylors Essay (und die dahinter stehende praxeografische Forschung) in die Familie der schon (an-)
diskutierten ethnografischen Forschungsvariante einordnen: „My
training as a medical anthropologist has moved me, through all
that has happened, to keep notes and record observations about
conservations, events, experiences that seemed relevant, and to
search out and read scholarly analyses as well as personal accounts of dementia" (Taylor 2010: 28). Taylor nutzt demnach ihren
eigenen Körper, ihre eigenen Erfahrungen und Erinnerungen zur
Datengenerierung. Dies nicht nur, wenn sie sich selbst in ihren
Begegnungen mit ihrer demenzerkrankten Mutter (und deren zu-
nehmend fragmentierten Erinnerungen), mit ihren FreundInnen
und mit ihrem weiterem Umfeld über die Zeit hinweg beobachtet
und diese Beobachtungen verschriftlicht, sondern auch, wenn sie
sich an Ereignisse gegenwärtiger Vergangenheit erinnert, die zeit-
lich schon weiter zurückliegen (wie etwa das Begräbnis ihres Va-
ters). Dabei bezieht sie sich auf eine große Spannbreite menschlichen Denken und Fühlens, die sowohl nonverbale als auch verbale Aktivitäten in ihren unterschiedlichen Ausprägungen und Formen beinhaltet und die verdeutlichen, das „(t)here is, in short,
much more to conversation than speech, and much more to speech than the transmittal of information" (ebd.: 46). Dies sowie die
schon genannte Beschäftigung mit wissenschaftlichen Diskurspo-
sitionierungen wird zusätzlich erweitert, in dem etwa spezifische
gesellschaftliche Sphären und Felder wie dasjenige der Pflege (in
spezifischen Institutionen), der Freundschaft im Milieu amerikani-
scher Mittelschichtsangehöriger und etwa der Medien ihre Berücksichtigung finden. Hier sind es klassische Datenrecherchen und
Dokumentenauswertungen sowie wiederum eigene Beobachtun-

gen, die den Datenkorpus an ganz unterschiedlichen Stellen erweitern, der zudem auch Gegenstände wie etwa eine Babypuppe, Getränke, Kuchenkrümel, Ratgeberliteratur, Zeitungs- und Zeitschriftenartikel, persönliche Briefe und Notizen (ihrer Mutter) enthält. Die Daten ganz unterschiedlicher Herkunft scheinen auf einer Ebene zu liegen. Es gibt keine Hierarchie zwischen ihnen und ihre Relevanz für und in der Analyse ergibt sich dann daraus, was sie zur Ausdeutung der jeweils inszenierten Praktiken und Praktikenbündel beitragen können. Die einzelnen Praktiken, die in diesen Inszenierungen am Werke sind und in denen sich die beteiligten Akteure engagieren, werden hierbei selten explizit benannt, so als ob eine analytische Bezeichnung über das Ziel der Ausdeutung hinausschießen würde. Die Analyse fokussiert vor allem auf die Aktivitäten, die *doings* und *sayings* der involvierten Personen, also etwa und vor allem der Autorin, ihrer Mutter, FreundInnen und Bekannte sowie Menschen, die in der Pflege arbeiten, die Bestandteile von Praktiken sind und diese konstituieren. Dabei werden praktikenspezifische Fertigkeiten, Regeln und Leitorientierungen fallweise im Detail herausgearbeitet. Systematisch verweigert aber die praxeografische Perspektive eine strikte Orientierung an zu starken theorietechnischen Vorgaben. Das hat auf alle Fälle den Vorteil, in der Analyse deutlich herauszustellen, dass Demenz und der gesellschaftliche Umgang mit der Krankheit nichts in sich Homogenes ist, sondern sich als Mannigfaltigkeit entfaltet, eine Mannigfaltigkeit aber, die sich grundsätzlich eher gegen das ständige Ringen ihrer Mutter richtet „to hold fast to ‚the cares' – what she has cared about, who she has cared for and taken care of" (ebd.: 53).

Setzt man sich über diese Deutungsgrenze dieser praxeografischen Forschung jedoch hinweg und fragt danach, welche unterschiedlichen Praktiken Taylor in ihrem Essay im Fokus hat und in welchen Beziehungen diese im Praxisfeld der Pflege von Demenzkranken sowie in weiteren gesellschaftlichen Kontexten diese stehen, lassen sich die Stärken praxeologischer Forschung etwa gegenüber einer primär handlungstheoretischen Forschung noch einmal auf eine andere Weise deutlich konturieren. 'Recognition' und ‚caring' bezeichnen eng miteinander verwobene Praktiken, die als solche von den beteiligten Akteuren in ihren Aktivitäten inszeniert werden. Die beiden Bezeichnungen sind hierbei durchaus mehrdeutig und verweisen auf unterschiedliche Praktiken, etwa des Erkennens und des Anerkennens oder der Pflege und der Sorge, die aber zumeist eng miteinander verknüpft sind. Beide Arten von Praktiken sind laut Taylor in unterschiedliche gesellschaftliche Felder eingebettet, die vor allem das Feld des Umgangs und der Pflege demenzerkrankter Menschen, aber auch weitere Felder wie jenes des öffentlichen Diskurses über Demenz, des Alltagslebens der amerikanischen Mittelschicht und auch des wissenschaftlichen Diskurses zu hier relevanten Aspekten betreffen. Dies verdeutlicht, dass der gesellschaftlichen Umgang mit Demenzerkrankten sowie das Agieren Demenzerkrankter sich im Spannungsfeld zweier gegensätzlicher Phänomenbereiche befindet, nämlich einem Bereich der *recognition*, also der Anerkennung, und einem Bereich der *misrecognition*, also der Nichtanerkennung oder Missachtung, in deren ‚Schnittmenge' die nicht klar (einem einzigen Bereich) zuordenbaren Praktiken der Pflege, der medizinischen Institutionalisierung Demenzerkrankter und des wechselseitigen Austausches zwischen erkrankten und gesunden Menschen verortet werden können. Der gesellschaftlich dominante Phänomenbereich der Missachtung konstituiert sich in Taylors Essay vor allem durch dominante Diskurspraktiken in den Medien sowie spezifischen mittelschichtszugehörigen Praktiken von Freundschaft und an diese angekoppelte Praktiken der Suspendierung der Regeln sozialen Austausches sowie des Abbruchs sozialer Beziehungen. In den relevanten medienvermittelten Praktiken dominieren Vorstellungen, die nicht die Demenzerkrankten, sondern deren PflegerInnen als Benachteiligte thematisieren, deren Entfaltungsmöglichkeiten stark eingeschränkt sind (was aber primär als Ergebnis selten thematisierter schlechter Arbeitsbedingungen zu sehen ist). Die genannten Freundschaftspraktiken zwischen Mitgliedern der amerikanischen Mittelschicht beispielsweise beinhalten Taylor zu Folge keine tiefergehenden Verpflichtungen wechselseitiger Fürsorge und basieren auf einen kontinuierlichen Austausch etwa von Einladungen, Gefallen oder Geschenken. Ist dieser Austausch (krankheitsbedingt) nicht mehr möglich, werden die Beziehungen abgebrochen. Dieser Bereich kann im unmittelbaren Kontext der Pflege und Sorge zudem durch entsprechende Praktiken der Pflege, der medizinischen Institutionalisierung und des wechselseitigen Austausches ganz oder in Teilen reproduziert werden, muss es aber nicht (s.o.). Als zentral für ein würdiges Leben demenzerkrankter Menschen hält Taylor funktionierende Praktiken der Fürsorge, des Erinnerns und Anerkennens sowie des Kommunizierens und Interagierens mit Dementen, die vornehmlich von Angehörigen lebensweltlicher Nahbereiche getragen werden (müssen) und spezifische Fertigkeiten und etwa auch Regeln nonverbaler und verbaler Kommunikation beinhalten (wie etwa eine stärkere Fokussierung auf Gesten, Berührungen oder Lächeln in der Kommunikation). Im günstigen Fall, so kann man Taylors Essay verstehen, können demenzerkrankte Menschen in qualitativ guten Pflegeeinrichtungen untergebracht und versorgt werden sowie im lebensweltlichen Nahbereich der Erkrankten Praktiken der Anerkennung und des permanenten (Wieder-)Erkennens zur Entfaltung gebracht werden. Denn nur dann kann es gelingen, den betroffenen Menschen einen würdevollen Umgang mit der Krankheit zu ermöglichen, der sie ein Stück weit von negativen Aspekten etwa besagter Pflege- und Institutionalisierungspraktiken schützt und partiell von den gesellschaftlich dominanten Praktiken der Missachtung Demenzerkrankter abschirmt.

5. Fazit

Praxeologische Forschung, so verstanden, versucht nicht nur jeweils auf neue Weise die jeweiligen Anforderungen der Auseinandersetzung mit theoretischen Ansätzen und Konzepten, der sorgsamen Berücksichtigung methodologischer Aspekte sowie der konstituierenden Bedingungen des jeweiligen Forschungsfeldes zu berücksichtigen. Sie ist auch in der Lage die individuellen Aktivitäten der je relevanten Akteure in ihren jeweiligen soziomateriellen Kontexten zu erfassen und dabei zugleich den Fokus auf kollektive Verhaltensabläufe, die Praktiken eben, zu werfen, die von den individuellen Akteuren immer neu inszeniert und als strukturelle Momente immer neu reproduziert werden, hierbei aber auch verändert oder gar ganz ,abgeschafft' werden können. Gerade dies macht diesen Ansatz in der gesellschaftlichen Sphäre der Pflege und der Sorge interessant.

Literatur

Adorno, Theodor W. (1980): Negative Dialektik. Frankfurt/M.: Suhrkamp.

Alkemeyer, Thomas, Nikolaus Buschmann, Matthias Michaeler (2017): Critique in praxis: arguments for a subjectivation theoretical expansion on practice theory. pp. 67-84. In: Jonas, Michael, Beate Littig (eds.) (2017): Praxeological Political Analysis. Abingdon: Routledge.

Benjamin, Walter (1983): Das Passagen-Werk. Bd. 1 und 2. Frankfurt/M.: Suhrkamp.

Blumer, Herbert (1969): Symbolic Interactionism, Perspective and Method. Englewood Cliffs: Practice Hall.

Bohnsack, Ralf (2011): Qualitative Bild- und Videointerpretation. Einführung in die dokumentarische Methode. Opladen: Barbara Budrich/UTB.

Bourdieu, Pierre (1976): Entwurf einer Theorie der Praxis. Frankfurt/M.: Suhrkamp.

Bourdieu, Pierre (1990): The Logic of Practice. Stanford: Stanford University Press.

Breidenstein, Georg, Stefan Hirschauer, Herbert Kalthoff, Boris Nieswand (2011): Analytische Ethnografie – Die Praxis der Feldforschung. Stuttgart: UTB.

Butler, Judith (1990): Gender Trouble: Feminism and the Subversion of Identity. Routledge: New York.

Clarke, Adele (2005): Situational Analysis: Grounded Theory After the Postmodern Turn. Thousand Oaks, CA: Sage.

Cook, S. D. Noam, Hendrik Wagenaar (2012): Navigating the Eternally Unfolding Present: Toward an Epistemology of Practice. The American Review of Public Administration 42(1): 3-38.

Davies, Bethan (2005): Communities of practice: Legitimacy not choice. Journal of Sociolinguistic 9(4): 557-581.

de Certeau, Michel (1980) L'invention du quotidian. 1 – Arts de faire. Paris: Union Générale d'Editions.

de Lait, Marianne (2017): Personal Metrics: Methodological Considerations of a Praxiographical Approach. Pp. 107-126. In: Jonas, Michael, Beate Littig, Andrea Wroblewski (eds.) (2017): Methodological Reflections on Practice Oriented Theories. Dordrecht: Springer.

68   Michael Jonas

Foucault, Michel (1989): Der Gebrauch der Lüste. Sexualität und Wahrheit 2. Frankfurt/M.: Suhrkamp.

Fraser, Nancy, Axel Honneth (2003): Redistribution or Recognition? A Political Philosophical Exchange. London: Verso.

Freeman, Richard (2008): Learning by Meeting. Critical Policy Analysis 2(1): 1-24.

Geertz, Clifford (1987): Dichte Beschreibung. Bemerkung zu einer deutenden Theorie von Kultur. S. 7-43. In: ders.: Dichte Beschreibung – Beiträge zum Verstehen kultureller Systeme. Frankfurt/M.: Suhrkamp.

Giddens, Anthony (1979): Central Problems of Social Theory. Action, Structure and Contradiction in Social Analysis. London: The MacMillan Press.

Glaser, Barney G. (1992): Emergence in forcing Basics of grounded theory. Mill Valley, CA: Sociology Press.

Glaser, Barney G., Anselm L. Strauss (1967): The discovery of grounded theory: Strategies for qualitative research. Chicago: Aldine.

Gregson, Nicky, Alan Metcalfe, Louise Crewe (2009): Practices of Object Maintenance and Repair – How consumers attend to consumer objects within the home. Journal of Consumer Culture 9 (2): 248-272.

Habermas, Jürgen (1984): The Theory of Communicative Action. Vol. 1 & 2. Boston, MA: Beacon Press.

Hand, Martin, Elizabeth Shove (2007): Condensing Practices – Ways of living with a freezer. Journal of Consumer Culture 7 (1): 79-104.

Heidegger, Martin (1967): Sein und Zeit. Tübingen: Niemeyer.

Hirschauer, Stefan (1999): Die Praxis der Fremdheit und die Minimierung von Anwesenheit. Eine Fahrstuhlfahrt. Soziale Welt 49: 221-246.

Hirschauer, Stefan (2001): Ethnografisches Schreiben und die Schweigsamkeit des Sozialen – Zu einer Methodologie der Beschreibung. Zeitschrift für Soziologie 30: 429-451.

Hirschauer, Stefan (2008): Die Empiriegeladenheit von Theorien und der Erfindungsreichtum der Praxis. S. 165-187. In: Kalthoff, Herbert, Stefan Hirschauer, Gesa Lindemann (Hg.): Theoretische Empirie. Frankfurt/M.: Suhrkamp.

Hitzler, Ronald, Anne Honer (Hrsg.) (1997): Sozialwissenschaftliche Hermeneutik. Eine Einführung. Leske + Budrich, Opladen 1997.

Honer, Anne, Ronald Hitzler (2015): Life-World-Analytical Ethnography: A Phenomenology-Based Research Approach. Journal of Contemporary Ethnography 44(5): 544-562.

Jonas, Michael (2014a): Zur Inszenierung eines Wirtschaftscluster – eine praxeologische Analyse. Springer VS: Wiesbaden.

Jonas, Michael (2014b): The Dortmund case – on the enactment of an urban economic imaginary. International Journal of Urban and Regional Research 38(6): 2123-2140.

Jonas, Michael (2016): Nachhaltigkeit und Konsum – eine praxissoziologische Kritik. S. 345-363. In: Schäfer, Hilmar (Hg.): Praxistheorie – Ein soziologisches Forschungsprogramm. Bielefeld: transcript.

Jonas, Michael (2019): On the Enactment of Roundabout Art – A Praxeological Analysis. City & Community, 18(1): 128-150.

Jonas, Michael, Beate Littig (2015): Sustainable Practices. In: Wright, James D. (ed.): The International Encyclopedia of the Social & Behavioral Sciences, second edition. Vol. 23. Oxford: Elsevier. pp. 834-838.

Jonas, Michael, Beate Littig (eds.) (2017): Praxeological Political Analysis. Abingdon: Routledge.

Jonas, Michael, Beate Littig, Andrea Wroblewski (eds.) (2017): Methodological Reflections on Practice Oriented Theories. Dordrecht: Springer.

Jonas, Michael, Marion Berner (2010): Beyond Works Councils? Social Practices of Employee Participation and Culture in a Regional High-tech Cluster. European Societies 12(4): 493-519.

Kelle, Udo, Susann Kluge (2010): Vom Einzelfall zum Typus – Fallvergleich und Fallkontrastierung in der qualitativen Sozialforschung. Wiesbaden: VS/Springer.

Keller, Rainer (2007): Diskursforschung – Eine Einführung für SozialwissenschaftlerInnen. Wiesbaden: VS.

Knorr Cetina, Karin (1999): Epistemic Cultures. How the Sciences Make Knowledge. Cambridge: Harvard University Press.

Lamnek, Siegfried, Claudia Krell (2016): Qualitative Sozialforschung. Weinheim: Beltz.

Lamnek, Siegried (1993): Qualitative Sozialforschung. Band 1. Methodologie. Weinheim: Beltz.

Lave, Jean, Etienne Wenger (1991): Situated Learning: Legitimate Peripheral Participation. New York: Cambridge University Press.

Littig, Beate (2013): On High Heels. A Praxeography of Doing Argentine Tango". European Journal for Womens' Studies 20: 455-467.

Löw, Martina (2000): Raumsoziologie. Frankfurt/Main: Suhrkamp.

Margalit, Avishai (2002): The Ethics of Memory. Cambridge, Mass.: Harvard University Press.

Marston, Sally, John Paul Jones III, Keith Woodward (2005) Human geography without scale. Transactions of the Institute of British Geographers 32: 416-432.

Mol, Annemarie (2002): The Body Multiple: Ontology in Medical Practice. Durham, NC: Duke University Press.

Mol, Annemarie (2007): The Logic of Care – Health and the problem of patient choice. London: Routledge.

Mol, Annemarie, Ingunn Moser, Jeannette Pols (eds.) (2010): Care in Practice – On Tinkering in Clinics, Homes and Farms. Bielefeld: transcript.

Moser, Inngun (2010): Perhaps tears should not be counted but wiped away. On quality and improvement in dementia care. pp. 257-300. In: Mol, Annemarie, Ingunn Moser, Jeannette Pols (eds.) (2010): Care in Practice – On Tinkering in Clinics, Homes and Farms. Bielefeld: transcript.

Nicolini, Davide (2012): Practice Theory, Work, and Organization: An Introduction. Oxford: Oxford University Press.

Pickering, Andrew (1995): The Mangle of Practice – Time, Agency and Science. Chicago: The University of Chicago Press.

Pols, Jeannette (2005): Enacting Appreciations: Beyond the Patient Perspective. Health Care Analysis 13(3): 203-221.

Pols, Jeannette (2012): Care at a Distance – On the Closeness of Technology. Amsterdam: Amsterdam University Press.

Pols, Jeannette, Bernike Pasveer, Dick Wilhelms (2018): The particularity of dignity: relational engagement in care at the end of life. Med Health Care and Philos 21:89-100.

Pols, Jeannette, Sarah Limburg (2016): A matter of taste? Quality of life in day-to-day living with ALS and a feeding tube. Culture, Medicine and Psychiatry 40(3): 361-382.

Pritzlaff, Tanja (2013): Political Practices as Performances of Political Responsibility. pp. 122-143. In: Johnson, Genevieve F., Loralea Michaelis (eds.): Political Responsibility Refocused – Thinking Justice after Iris Marion Young. Toronto: University of Toronto Press.

Reckwitz, Andreas (2002a): Toward a theory of Social Practices: A Development in Culturist Theorizing. European Journal of Social Theory 5(2): 243-263.

Reckwitz, Andreas (2002b): The Status of the "Material" in Theories of Culture: From "Social Structures" to "Artefacts". Journal for the Theory of Social Behaviour 32(2): 195-217.

Reckwitz, Andreas (2003): Grundelemente einer Theorie sozialer Praktiken – Eine sozialtheoretische Perspektive. Zeitschrift für Soziologie 32(4): 282-301.

Reichertz, Jo (2007): Qualitative Sozialforschung – Ansprüche, Prämissen, Probleme. EWE 18 (2): 195-208.

Ricoeur, Paul (2005): The Course of Recognition. Cambridge, Mass.: Harvard University Press.

Schatzki, Theodore (1996): Social Practices. A Wittgensteinian approach to human activity and the social. Cambridge: University Press.

Schatzki, Theodore (2001): Introduction. In: Schatzki, Theodore, Karin Knorr-Cetina, Eike von Savigny (eds.): The Practice Turn in Contemporary Social Theory. London: Routledge. pp. 1-14.

Schatzki, Theodore (2002): The Site of the Social: A Philosophical Account of the Constitution of Social Life and Change. University Park: The Pennsylvania State University Press.

Schatzki, Theodore (2010) Materiality and Social Life. Nature and Culture 5(2): 123-149.

Schatzki, Theodore, Knorr-Cetina, Karin, von Savigny, Eike (eds.) (2001): The Practice Turn: Contemporary Theory. London: Routledge.

Searle, John R. (1969): Speech Acts. New York: Cambridge University Press.

Shove, Elizabeth (2010): Beyond the ABC: climate change policy and theories of social change. Environment and Planning A 42: 1273-1285.

Shove, Elizabeth, Pantzar, Mike, Watson, Mats (2012): The Dynamics of Social Practice: Everyday Life and how it Changes. London: Sage.

Strauss, Anselm L., Juliett Corbin (1990): Basics of qualitative research: grounded theory, procedures and techniques. Newbury Park: Sage.

Strübing, Jörg (2004): Grounded Theory – Zur sozialtheoretischen und epistemologischen Fundierung des Verfahrens der empirisch begründeten Theoriebildung. Wiesbaden: VS.

Taylor, Charles (1994): The Politics of Recognition. Pp. 25-73. In: Gutman, Amy (ed.): Multiculturalism: Examining the Politics of Recognition. Princeton, N.J.: Princeton University Press.

Taylor, Janelle (2010): On recognition, caring, and dementia. pp. 27-56. In: Mol, Annemarie, Ingunn Moser, Jeannette Pols (eds.) (2010): Care in Practice – On Tinkering in Clinics, Homes and Farms. Bielefeld: transcript.

Thrift, Nigel (2004): Driving in the City. Theory, Culture & Society 21 (4/5) 41-59.

Thrift, Nigel (2007): Non-Representational Theory: Space, Politics, Affect. London: Routledge.

Warde, Alan (2005): Consumption and theories of practice. Journal of Consumer Culture 5(2): 131-153

Warde, Alan (2013) What sort of a practice is eating? Pp. 17-30. In: Shove, Elisabeth, N. Spurling (eds.) Sustainable Practices – Social theory and climate change. London: Routledge.

Wittgenstein, Ludwig (1958): Philosophical Investigations. Oxford: Basil Blackwell.

Michael Jonas

Wittgenstein, Ludwig (1984): Tractatus logico-philosophicus. Werkausgabe Band 1. Frankfurt/M.: Suhrkamp.

Kontakt: jonas@ihs.ac.at

Beatrix Döttlinger

Die dokumentarische Methode der Videointeraktionsanalyse

Ein Zugang zum handlungsleitenden Praxiswissen der Akteure am Beispiel „Gestisch-kommunikativen Handelns zur Beziehungs- und Interaktionsgestaltung bei Menschen mit Demenz"

In diesem Beitrag stelle ich einen rekonstruktiv-praxeologischen Forschungsansatz vor, der auf die Methodologie und Methodik der Dokumentarischen Methode (DM) der Videointeraktionsanalyse von Ralf Bohnsack zurückgreift und für diese Untersuchung in Teilen modifiziert wurde. Das methodisch-methodologische Vorgehen, wie es in dieser Untersuchung umgesetzt wurde, wird beschrieben.

Beginnen möchte ich mit einer kurzen Hinführung zur Untersuchung, der Forschungsgegenstand und die Fragestellung werden danach konkretisiert. Das Ziel der Untersuchung wird besprochen. Die einzelnen Konzepte des theoretischen Rahmens benenne ich. Nach einer kurzen Vorstellung der DM und deren Analyseschritte stelle ich die Probandinnen vor. Wichtige Punkte der Datenerhebung werden besprochen. Die Analysepraxis stelle ich an einem kurzen Beispiel vor. Herausforderungen und Vorteile der DM und dieser modifizierten Vorgehensweise für Forschung und Praxis bespreche ich zum Schluss.

1. Hintergrund

Menschen mit fortschreitender Demenz erleiden kognitive Einbußen im planerischen Handeln, den Rückgang von Alltagsfertigkeiten und den Verlust von Orientierungsmöglichkeiten (Bartholomeyczik et al. 2006). Dies bedeutet einen Abschied von einfachen Gewissheiten. Wenn die Fähigkeit sein Leben selbst zu gestalten nur noch in Bruchstücken vorhanden ist, sind die Betroffenen in hohem Maße von Menschen abhängig, die sie mit ihren reduzierten Möglichkeiten verstehen. Für Pflegende bedeutet dies eine große und stetige Herausforderung, sich den Betroffenen mit ihren pflegerischen Angeboten verständlich zu machen.

In meiner langjährigen Pflegepraxis setzte ich mich mit einem kleinen Kreis von Kolleginnen immer wieder damit auseinander:

- wie sich eine professionell Pflegende einer Person mit fortgeschrittener Demenz mitteilen kann, wenn Worte zur Kommunikation nicht greifen
- wie sie Angebote gestalten kann, wie beispielsweise Nahrungsaufnahme oder Körperpflege, ohne gleich am Menschen „Hand anzulegen", wenn die Person keine körperlichen Bewegungseinschränkungen hat
- wie eine Person mit fortgeschrittener Demenz in Alltagsaktivitäten in ihrem Streben nach Autonomie und Selbstregulation unterstützt werden kann.

Als äußerst hilfreiche Kommunikationsform stellten sich „symbolische Gesten" zur Handlungskommunikation heraus. Dieses Erfahrungswissen, das eigenaktiv in der Praxis im Kontakt mit Menschen mit fortgeschrittener Demenz entwickelt wurde, war Motivation und Anlass dieser Promotionsarbeit, in der zwei Fallanalysen durchgeführt wurden.

Bis zu diesem Zeitpunkt entzog sich dieses an Personen gebundene Expertenwissen zu gestisch-kommunikativem Handeln weitgehend einer wissenschaftlichen Analyse, was durch eine internationale Literaturrecherche herausgearbeitet werden konnte (siehe Döttlinger 2018).

Die beiden Pflegeexpertinnen, deren implizites und inkorporiertes Praxiswissen im Fokus dieser qualitativen Forschungsarbeit stand, welche in Form von Einzelfallanalysen durchgeführt wurde, sind „Praxisbegleiterinnen Basale Stimulation". Es handelt sich hier um ein Konzept zur Förderung und Erhaltung der Wahrnehmungsfähigkeit schwerst-beeinträchtigter Menschen auf der Grundlage, Beziehung entstehen zu lassen, die auf Vertrauen beruht (Fröhlich 2015). Die Pflegenden erlangten durch diese Weiterbildung eine Expertise zur dialogischen Interaktion (Fröhlich 2011) mit wahrnehmungsbeeinträchtigten Menschen. Diese Expertise bildet die Basis für eine Beziehungsgestaltung für gestisch-kommunikatives Handeln.

Das Erschließen dieses Erfahrungswissens stellte mich vor nicht unerhebliche Schwierigkeiten, denn das Wissen der Pflegeexpertinnen über ihre inkorporierte Handlungsroutine zur symbolischen Spiegelung von Handlungsfortgängen ist nicht oder nur schwer verbalisierbar und kein theoretisches, reflexiv verfügbares Wissen, sondern es ist als ‚implizites Wissen' (Polanyis 1996) zu bezeichnen. Entsprechend muss dies auf der Basis der Beobachtung von Handlungen, sowie von symbolischen Repräsentationen des Handelns rekonstruiert werden.

Eine Zugangsmöglichkeit, die ich gewählt habe, war nicht nur die Rekonstruktion der verbalen Kommunikation, sondern auch das gestisch-kommunikative Handeln und andere körperbezogene Ausdrucksformen. Auch die damit verbundene Interaktions- und Beziehungsgestaltung zwischen den Kommunikationspartnerinnen lagen im Forschungsinteresse. Durch diese komplexe Analyse erhoffte ich, mir einen Zugang zu diesem impliziten Erfahrungsschatz des pflegerischen Handelns zu erschließen. Die Herausforderung bestand darin, einen theoretisch wie auch methodologisch-methodisch kontrollierten Zugang zu diesen Bereichen zu schaffen (Nover/Sirsch/Doettlinger & Panke-Kochinke 2015)

1.1 Ziel der Studie

Ziel war es, die inkorporierte Handlungsroutine von zwei Pflegeexpertinnen zu gestisch-kommunikativen Handlungen zu rekonstruieren. Ebenso zielt die Untersuchung darauf ab, das Interaktionsverhalten der Personen mit fortgeschrittener Demenz zu erkunden. Herausgearbeitet werden sollte die handlungspraktische Sicht, das heißt *wie* sich die verbale und nonverbale Interaktionsbeziehung zwischen diesen Personen gestaltet, wenn die Pflegeexpertin durch eine symbolische Geste eine Handlung sinnbildlich simuliert. Durch die Spiegelung einer Geste soll die zu pflegende Person dahin geführt werden, die damit verbundene Handlung eigenaktiv umsetzen zu können, ihre Selbstbestimmung wird gefördert und die körperliche Abhängigkeit verringert. Die Ergebnisse sollen dazu beitragen, einen erklärenden und beschreibenden Zugang zu diesen Interaktionspraktiken zu eröffnen, sowie das Verständnis professionell pflegerischen Handelns in Interaktionen mit Personen mit fortgeschrittener Demenz zu erweitern. Die Ergebnisse sollen auch als empirische Grundlage zur Entwicklung eines Lernkonzeptes für die Aus-, Fort- und Weiterbildung professionell Pflegender dienen.

1.2 Forschungsgegenstand

Forschungsgegenstand in dieser Untersuchung ist gestisch-kommunikatives Handeln, das für diese Untersuchung wie folgt definiert ist:
Gestisch-kommunikatives Handeln liegt vor, wenn eine Pflegeexpertin durch symbolische Gesten eine Handlung sinnbildlich simuliert, mit dem Ziel, einer Person mit fortgeschrittener Demenz ein Orientierungsangebot bezogen auf eine Handlung zu machen.

1.3 Fragestellung

Wie gestaltet sich die verbale und nonverbale Interaktion zwischen Pflegeexpertinnen und Personen mit fortgeschrittener Demenz bei gestisch kommunikativem Handeln?

Um dem Forschungsinteresse näher zu kommen, sollten folgende weitere Fragen an das empirische Material helfen:

- Wie orientieren sich Personen mit fortgeschrittener Demenz und Pflegeexpertinnen in ihrem sprachlich, visuellen, gestisch-kommunikativem Handeln aneinander?
- Wie halten die Interaktionspartnerinnen eine Interaktions- und Kommunikationsbeziehung?
- Wie koordinieren sie ihre Handlungen in der zeitlichen Abfolge aneinander?
- Werden und wie werden die Personen mit fortgeschrittener Demenz in ihrem Streben nach Autonomie und Selbstregulation von den Pflegeexpertinnen unterstützt?
- Wie werden Handlungen kommuniziert?
- In welchem Verhältnis stehen Sprache und Gesten zueinander?
- Wie reagieren Personen mit fortgeschrittener Demenz auf eine angebotene symbolische Geste eines Handlungsfortgangs?
- Gibt es besondere Merkmale bei dieser Art der Interaktions- und Beziehungsgestaltung?

Diese Dissertationsarbeit fand am Deutschen Zentrum für Neurodegenerative Erkrankungen (DZNE) Standort Witten über einen Zeitraum von fünf Jahren statt.

2. Theoretischer Rahmen

Den theoretischen Referenzrahmen dieser Untersuchung bilden Grundlagen zur ‚Gesten- und Interaktionsforschung'. Im Mittelpunkt steht hier der Symbolische Interaktionismus nach George H. Mead, der die ‚Geste' zwischen Instinkt und symbolischem Kommunikationsverhalten ansiedelte, Ray L. Birdwhistells Konzept der ‚Kinesics' und ‚Multimodalität in der Kommunikation', das ‚Spiegelneuronensystem' als biologische Basis von motorischem Wissen, da es eine Schlüsselrolle im pragmatischen, vorbegrifflichen und vorsprachlichen Verstehen spielt, sowie das Konzept der Basalen Stimulation nach Andreas Fröhlich und die Erkrankung Demenz (ausführlich siehe Döttlinger 2018).

3. Methodologischer Rahmen

Bei dieser Untersuchung handelt es sich um einen ethnographisch qualitativen Forschungsansatz.
Die videografisch angelegte Untersuchung folgt mit dem rekonstruktiv-praxeologischen Forschungsansatz den Prinzipien der dokumentarischen Methode (DM) der Interpretation nach Ralf Bohnsack (2009).
Aufgezeichnet wurden pflegerische Handlungssituationen und Interaktionen bei gewöhnlichen und regelmäßig wiederkehrenden Verrichtungen des täglichen Lebens.

3.1 Die Dokumentarische Methode (DM)

Theoretische Grundlagen der DM
Bohnsack (2009) entwickelte die DM orientiert an der „Wissenssoziologie", wie sie von Karl Mannheim (1952) in den 1920er Jahren begründet wurde, weiter. Mannheim war bestrebt, einen theoretischen wie auch methodologisch-methodisch kontrollierten Zugang

zu jenen Bereichen des Wissens zu entwickeln, die unsere alltägliche Handlungspraxis orientieren (Bohnsack 2009).

- „Das Wissen, das in dieser Praxis angeeignet wird und das diese Praxis zugleich orientiert, ist ein präreflexives, in Mannheims Begrifflichkeit ‚*atheoretisches Wissen'* (Mannheim, 1964, S. 100). *‚... – im Unterschied eben zum theoretischen Wissen, also zu den Alltags-Theorien oder Common Sense-Theorien'* " (Bohnsack 2009: 15).
- Zentral ist hier der Begriff des *„konjunktiven Erfahrungsraums"* (Mannheim 1980: 216). Er fasst das, was sich im selbstverständlichen menschlichen Miteinander in der gelebten Praxis vollzieht (Bohnsack, Nentwig-Gesemann & Nohl 2013; Przyborski 2004).

„Die dokumentarische Methode eröffnet mit der Kategorie des ‚atheoretischen Wissens' den Blick auf eine Sinnstruktur, die bei den Akteuren selbst wissensmäßig repräsentiert ist, ohne aber Gegenstand ihrer Reflexion zu sein. Somit gehen die Beobachter – und dies ist entscheidend – nicht davon aus, dass sie *mehr* wissen als die Akteure oder Akteurinnen, sondern davon, dass letztere selbst nicht wissen, was sie da eigentlich alles wissen" (Bohnsack 2009: 19).

Bei dieser Forschungsmethode wird auch von einer praxeologischen Wissenssoziologie und Praxeologie im Sinne von Bourdieu (1976) gesprochen. Folgt man Bohnsack, handelt es sich hier um einen erweiterten Konstruktivismus. Dieser erfasst nicht nur die interpretative, sondern beschreibt auch konkret die handlungspraktische Herstellung und Konstruktion von Welt (Bohnsack 2009).

Die dokumentarische Methode bot für meine Untersuchung einen erkenntnis- und wissenstheoretischen Ansatz, der es ermöglichte, die Alltagspraktiken der Pflegeexpertinnen und deren zu pflegenden Personen im schweren Stadium der Demenz während gestisch-kommunikativem Handelns unter eine wissenschaftliche Lupe zu legen.

Der empirisch-methodische Zugang zum Habitus einer sozialen Struktur ist über die Rekonstruktion von Bildern (gestisch-kommunikativer Interaktions- und Beziehungsgestaltung in dieser Untersuchung) in methodisch kontrollierter Weise zugänglich (Bourdieu 1976).

3.2 Analyseschritte der DM

Die einzelnen Analyseschritte der DM werden nun kurz vorgestellt.

1. Arbeitsschritt
Auswahl des zentralen Falls
Formulierende Interpretation

- Transkriptionsprotokoll durch vor-ikonographische Beschreibung

Reflektierende Interpretation (RI)

- Herausarbeiten des Modus Operandi, des spezifischen Handlungs- und Orientierungsrahmens

Der erste Analyseschritt in der DM ist die formulierende Interpretation. Es wird protokolliert, *was* (wörtlich) gesagt und körperlich getan wird. In einem praxeologischen Verständnis ist die Frage nach dem Sinn einer Handlung oder Äußerung diejenige nach der Struktur, nach dem generativen Muster, dem Modus Operandi des handlungspraktischen Herstellungsprozesses (Bohnsack, Nentwig-Gesemann et. al. 2007).

2. Arbeitsschritt
Suche nach einem Vergleichsfall

Auf der Grundlage einer reflektierenden Interpretation werden Komponenten im Orientierungsrahmen des ersten Falles herausgearbeitet. Mit diesen gilt es dann, „... einen zweiten Fall zu finden, in dem sich derselbe Orientierungsrahmen dokumentiert. Mit diesem wird einerseits die reflektierende Interpretation empirisch untermauert, andererseits werden Vergleichsmöglichkeiten eröffnet" (Nohl 2007: 260).

Der Vergleichsfall durchläuft den gesamten 1. Arbeitsschritt.

3. Arbeitsschritt

Komparative Analyse

Der komparativen Analyse kommt im Rahmen der DM eine doppelte Bedeutung zu. Zum einen dient sie der methodischen Kontrolle der für die Reflexion notwendigen Vergleichshorizonte und ist zugleich Grundlage der konjunktiven Abstraktion und Typenbildung (Bohnsack 2010).

4. Arbeitsschritt

Praxeologische Typenbildung

Diesen Arbeitsschritt führte ich in meiner Untersuchung nicht durch, da ich nur zwei Fallanalysen machte.

Der Vergleich mit weiteren Fällen, also die komparative Analyse, verläuft zunächst experimentell, denn erst mit abgeschlossener Rekonstruktion und Interpretation der neuen Fälle erweist sich, ob es gemeinsame Erfahrungsräume gibt, die somit zur Typenbildung geeignet sind (Nohl 2007).

3.3 Ethisches Clearing

Das ethische Clearing wurde von der Ethikkommission der Deutschen Gesellschaft für Pflegewissenschaft e. V. (DGP) erteilt.

4. Methodisches Vorgehen

Die konkrete methodische Vorgehensweise, wie sie in dieser Untersuchung umgesetzt wurde, kann in Tabelle 1 nachgelesen werden. Diese Vorgehensweise wird in Ansätzen unter Punkt 4.2.2 aufgezeigt (ausführlich siehe Döttlinger 2018). Zur Datenerhebung werden vorab einige Punkte besprochen.

Tabelle 1 Dem Forschungsprozess folgende Analyseschritte
1 Formulierende Interpretation
vor-ikonographische Interpretation in *zwei Formaten*
- vor-ikonographisches Transkriptionsprotokoll in ELAN – *Eigenentwicklung*
- vor-ikonographische Interpretation - ist die Zusammenfassung des ELAN-Protokolls

2 Reflektierende Interpretation
- mit anschließender Strukturierung durch Attribution – *Eigenentwicklung*
- Identifizierung von Interaktions- und Orientierungsfiguren zum Fallvergleich

3 Reflektierende Interpretation
- ausgewählte Interaktions- und Orientierungsfiguren werden einem zusammenfassenden Analyseschritt anhand der Modi der Diskursorganisation und Diskursbewegungen der dokumentarischen Methode unterzogen

4 Komparation der Fälle
(Tabelle entnommen aus: Döttlinger 2018: 117)

4.1 Datenerhebung

Unter diesem Punkt werden einige wichtige vorbereitende Schritte zur Datenerhebung benannt, die an der Untersuchung teilnehmenden Personen werden vorgestellt.

4.1.1 Einschlusskriterien der Probandinnen

Einschlusskriterien der Pflegenden
- Sie haben ein staatliches Examen in einem der Fachbereiche Altenpflege, Krankenpflege oder Psychiatrie.
- Sie haben eine abgeschlossene Weiterbildung zur Praxisbegleiterin „Basale Stimulation in der Pflege" (s. 1. Hintergrund).

- Es handelt sich um Pflegende, die über Erfahrungen mit ges-tisch-kommunikativem Handeln verfügen und diese Art der Kommunikation in ihrer Pflege bei Bedarf einsetzen.
- Sie sind beschäftigt im Tätigkeitsfeld stationäre oder ambulan-te Altenpflege.
- Eine schriftliche Einverständniserklärung nach Aufklärung liegt vor.

Einschlusskriterien der Personen mit Demenz

- Personen mit schwerer Demenz, die aufgrund der Demenz Probleme in der Handlungsplanung und –umsetzung aufwei-sen und eine verbale Handlungsaufforderung nicht oder nicht immer umsetzen können.
- Personen, zu denen die teilnehmenden Pflegeexpertinnen ei-ne vertrauensvolle Beziehung aufgebaut haben und dadurch ihr Verhalten einschätzen können.
- Personen, die keine ernsthafte Hör- und Sehbehinderung aufweisen, die die Kommunikation über diese Wahrneh-mungsbereiche verhindern könnte.
- Personen, die bezogen auf andere Menschen visuell aufmerk-sam sein können.
- Personen, die keine bekannten Kommunikationsstörungen durch Medikamente, Drogen- oder Alkoholabhängigkeit in ih-rer Anamnese aufweisen.
- Personen mit Demenz, von deren gesetzlichen Betreuern eine schriftliche Einverständniserklärung vorliegt.

4.1.2 Feldzugang

Die Auswahl der Pflegeexpertinnen, deren handlungspraktisches Expertenwissen zu gestischer Kommunikation rekonstruiert wurde, erfolgte durch persönliche Ansprache von meiner Seite. Mir war bekannt, dass diese Pflegeexpertinnen viele Erfahrungen zum

Thema gestische Kommunikation in ihrem Praxisfeld gesammelt hatten.

Als Gatekeeper sollte auch der Internationale Förderverein Basale Stimulation e.V.[25] dienen. Über einen Rundbrief des Vereins erfolgte eine Aufforderung zur Studienteilnahme. Über diesen Weg kam es jedoch zu keinem Kontakt möglicher Probandinnen.

Die ausgewählten Pflegeexpertinnen machten die erste Anfrage an die Einrichtungsleitung und gaben dieser eine schriftliche Vorinformation zum Projekt. Ein persönliches Gespräch mit mir für weitere Fragen wurde jeweils durchgeführt. Die Filmaufnahmen fanden in Einrichtungen der stationären Altenpflege, im ambulanten Pflegebereich und in einer gerontopsychiatrischen Akutklinik bei Pflegehandlungen statt.

Die Pflegeexpertinnen bildeten den Feldzugang zu den an Demenz erkrankten Menschen und wählten geeignete Personen anhand obenstehender Einschlusskriterien aus. Die erste Anfrage an die Probandinnen und/oder deren gesetzliche Betreuer zur Teilnahme an dem Projekt machten die Pflegeexpertinnen.

4.1.3 Vorbereitende Maßnahmen zur Datenerhebung

Von einem Studierenden der Filmhochschule München wurde ich in einer Testphase in den Technikaufbau und der Kameraeinstellungen eingewiesen. Aufnahmesituationen wurden in gespielten Pflegesituationen in einer Langzeitpflegeeinrichtung geprobt, damit ich mich zum einen in eine Aufnahmesituation als Probandin einfühlen konnte und zum anderen die technischen Anforderungen einer Aufnahme umsetzen konnte. Die Themenbereiche waren: Umgang und Einstellung der Kameras, Licht, Ton, Positionierung der Kameras und Sicherheit. Das Thema Sicherheit bezieht sich auf die Sicherheit gegenüber den Probanden und im Umfeld be-

---

[25] (Kiefernweg 11, 67691 Hochspeyer, www.basale-stimulation.de)

findliche Personen, damit die Kamerastative beispielsweise keine Stolperfalle darstellen.

Vorab (und während meines Aufenthaltes) wurden die Bewohner in der Einrichtung darüber informiert, dass ich nun einige Tage mit Videokameras im Haus sein werde, jedoch keine Aufnahmen von ihnen mache. An einem Angehörigen-Abend wurden diese selbst und ihre Angehörigen über mein Vorhaben und den Ablauf informiert. Von allen Personen wurde mein Anliegen mit Wohlwollen aufgenommen. Die Angehörigen zeigten sich äußerst interessiert.

In einer Pilotphase sammelte ich dann erste Erfahrungen mit konkreten Untersuchungssituationen, um eventuelle Probleme aufzudecken und gegebenenfalls Anpassungen vorzunehmen.

Die Pilotphase ging nahtlos in die Erhebungsphase über.

4.1.4 Die Probandinnen

Alle teilnehmenden Personen an dieser Untersuchung wurden jeweils pseudonymisiert. Die teilnehmenden Personen des zentralen Falles werden nun vorgestellt. Beim zentralen Fall handelt es sich um eine Videosequenz, die mit vorab festgelegten Kriterien (s. 4.2 Datenanalyse) ausgewählt wurde und anhand dieser Ergebnisse wurde ein Vergleichsfall gesucht. Diese beiden teilnehmenden Personen waren:

Teilnehmende Pflegeexpertin

- Eine zum Zeitpunkt der Aufnahmen 46-jährige Krankenschwester für Psychiatrie, tätig in einer Altenpflegeeinrichtung für Menschen mit Demenz. Sie absolvierte 2008 die Weiterbildung zur Praxisbegleiterin Basale Stimulation in der Pflege.
- In ihrer Pflegepraxis sammelte sie Erfahrungen mit gestischkommunikativem Handeln bei Personen mit Demenz und setzt diese Art der Kommunikation in ihrer Pflege bei Bedarf ein.
- Diese Pflegeexpertin bekommt das Pseudonym „A".

Teilnehmende Person mit Demenz

- Die 87-jährige weibliche Person mit Demenz.
- Diagnose: Alzheimer Demenz, gemischte Form (vaskuläre).
- Schweregrad der Demenz: Schweres Stadium.
- Die Person mit Demenz bekam das Pseudonym „Frau Baum".

Frau Baum lebte bis zum Zeitpunkt der Videoaufnahmen zwei Jahre in dieser Pflegeeinrichtung für Menschen mit Demenz. Zur Pflegeexpertin konnte sie in dieser Zeit eine vertrauensvolle Beziehung aufbauen.

Der Pflege-Dokumentation ist zum Thema *Handlungen umsetzen* zu entnehmen: Die Bewohnerin weist Symptome einer Dysphasie und Apraxie auf. Sie verbalisiert nur noch gelegentlich das Wort „ja". Eine verbale Handlungsaufforderung wie: „Sie können sich jetzt die Zähne putzen" kann sie nicht umsetzen. Sie kann jedoch zeitweise spontan Handlungen wie Zähne putzen eigenaktiv beginnen, jedoch braucht sie Unterstützung beim Beenden der Handlung.

Die teilnehmenden Personen des Vergleichsfalles:
Nachdem der zentrale Fall alle Analyseschritte durchlaufen hatte, wurde zur fallübergreifenden komparativen Analyse ein weiteres Interaktionspaar herangezogen, das die Einschlusskriterien erfüllte.

Die teilnehmenden Personen waren
Teilnehmende Pflegeexpertin

- Bei der Pflegeexpertin handelt es sich um eine 55-jährige Krankenschwester für Psychiatrie, tätig in einer gerontopsychiatrischen Akutklinik.
- Sie absolvierte 2005 die Weiterbildung zur Praxisbegleiterin Basale Stimulation in der Pflege.
- In ihrer Pflegepraxis sammelte sie Erfahrungen mit gestisch-kommunikativem Handeln bei Personen mit Demenz und setzt diese Art der Kommunikation in ihrer Pflege bei Bedarf ein.

- Die beiden Pflegeexpertinnen kennen sich nicht.
- Diese Pflegeexpertin bekam das Pseudonym „E".

Die Person mit Demenz, die in diese Untersuchung einbezogen wurde, hatte die Pflegeexpertin zum Zeitpunkt der Video-Aufnahmen seit drei Tagen betreut.

Teilnehmende Person mit Demenz

- Eine 54-jährige Patientin mit Demenz.
- Diagnose: Demenz vom Alzheimer Typ mit frühem Beginn.
- Schweregrad der Demenz: Schweres Stadium.
- Die Person mit Demenz bekam das Pseudonym „Frau Huber".

Frau Huber wurde aus einer Langzeit-Altenpflegeeinrichtung in eine gerontopsychiatrische Akutklinik eingewiesen. Der Einweisungsgrund war eine Progression der Alzheimer Erkrankung mit Nahrungsverweigerung (Essen und Trinken). Der Pflege-Dokumentation ist zum Thema *Handlungen umsetzen* zu entnehmen: Die Patientin weist Symptome einer Apraxie auf. Die Patientin kann verbale Handlungsaufforderungen nicht umsetzen (sie wirkt dann jeweils verunsichert, zweifelnd, nichtbegreifend), was von ihr erbeten wird. Auch versucht sie oftmals Abstand zum Pflegepersonal zu erreichen mit Fragen wie: Was wollen Sie von mir? Was wollen Sie? Eine unterschwellige negativ besetzte Erregtheit sowie eine Missstimmung kann dabei herausgehört werden.

Am Tag der ersten Aufnahme war sie seit drei Tagen in dieser Klinik. Zur Pflegeexpertin hat sie in dieser Zeit eine vertrauensvolle Beziehung aufgebaut, was von den Angehörigen bestätigt wurde.

4.1.5 Videographie zur Datenerhebung

Die vorliegende empirische Untersuchung zielte vor allem auf das *Wie* von Handlungsinteraktionen ab. Sie zielte auf die Hervorbringung der Prozesse inkorporierter soziokultureller Phänomene (Mannheim 1964) ab, um diese zu erfassen. Das soziokulturelle

Phänomen und somit der Untersuchungsgegenstand meint hier das Erfahrungswissen zu gestisch-kommunikativem Handeln und dem *Wie* der Beziehungs- und Interaktionsgestaltung, das sich im Laufe der Zeit zwischen Pflegeexpertinnen und Personen mit fortgeschrittener Demenz herausgebildet hat. Bohnsack (2009) meint, die Alltagspraktiken ernst zu nehmen, bedeutet, sie einer detaillierten, einer mikroskopischen Betrachtung für wert zu erachten, um sie in ihrer Eigengesetzlichkeit erfassen zu können. So hat auch der Einsatz bzw. die Auswertung von Videoaufzeichnungen in den aktuellen sozial-, bildungs- und kulturwissenschaftlichen Forschungen mittlerweile einen wichtigen Platz eingenommen (Corsten, Krug & Moritz 2010).

Videogestützte Beobachtungen beruhen auf audio-visuellen Aufzeichnungen (Videographie) von sozialen Alltagssituationen. Die Videographie reduziert die vier Dimensionen der Wirklichkeit (dreidimensionaler Raum und Zeit) nicht wie das Foto auf die zwei Dimensionen des Fotopapiers (Wagner-Willi 2005), sondern sie behält „…die Dimensionen der Zeit – in Form sich verändernder (bewegter) Bilder" (Wagner-Willi 2005: 254) bei.

Um ein Verfahren der mehrdimensionalen Mikroanalyse durchzuführen, erfolgte die konkrete Datengewinnung mittels zwei feststehender Digitalkameras, die mit einem externen Mikrofon ausgestattet waren. Die Videoaufnahmen wurden mit 25 Bildern pro Sekunde gedreht. Die Kameras wurden zu keiner Zeit der Aufnahmen bewegt. Ich als Forscherin war bei den Aufnahmen nicht im Feld, um die Personen nicht zu irritieren.

Ein Vorteil dieser Aufnahmetechnik, jede Person mit einer Kamera zu erfassen, liegt darin, die beiden Interaktionspartnerinnen möglichst nah und frontal aufnehmen zu können, was eine detaillierte Analyse ermöglicht. Die Person mit Demenz wurde von der Kamera in Aufsicht (45 Gradwinkel) über dem Spiegel von vorne erfasst.

Die Pflegeexpertin wurde von der Kamera in einer frontalen Nahaufnahme erfasst.

Zudem wählte ich immer Aufnahmesituationen, in denen sich sowohl die Pflegeexpertin als auch die Person mit Demenz in einer sitzenden Position befanden, was eine bessere Vergleichbarkeit der Fälle ermöglichte. Abbildung 1 zeigt die Sitzposition der beiden Probandinnen des zentralen Falls am Waschbecken.

Zur Analyse wurden die Bilder synchronisiert (siehe Abbildung 2).

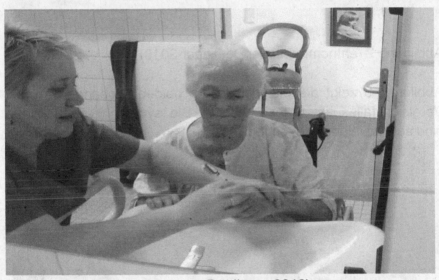

Abbildung 1 (entnommen aus: Döttlinger 2018)

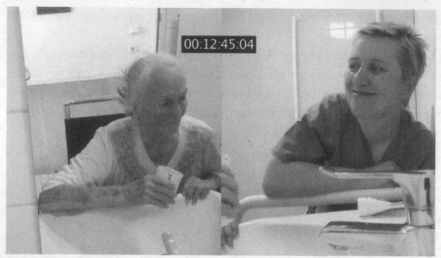

Abbildung 2 (entnommen aus: Döttlinger 2018)

Abbildung 3 zeigt die Sitzposition der beiden Probandinnen des Vergleichsfalles am Frühstückstisch. Die synchronisierten Bilder sind auf Abbildung 4 zu sehen.

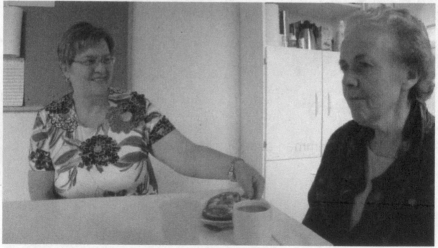

Abbildung 3 (entnommen aus: Döttlinger 2018)

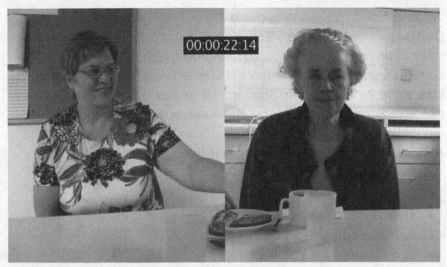

Abbildung 4 (entnommen aus: Döttlinger 2018)

4.2 Datenanalyse

In diesem Kapitel geht es darum aufzuzeigen, wie vor dem Hintergrund der gewählten Fragestellung ein methodologisch kontrollierter Zugang zu den interessierenden Bereichen auf der Grundlage der DM entwickelt wurde. Dieser wird dann forschungspraktisch in Form einer kurzen exemplarischen Fallanalyse aufgezeigt.

4.2.1 Auswahl und Definition der Videosequenz
Zu Beginn dieser Untersuchung habe ich ähnliche Interaktionszenen (alle Probandinnen in sitzender Position am Waschbecken oder Tisch) von fünf verschiedenen Pflegeexpertinnen und ihrer jeweiligen Interaktions-partnerinnen mit fortgeschrittener Demenz videographisch erfasst. Aus dem vorliegenden Videomaterial wurde eine Sequenz zur Analyse des zentralen Falles ausgewählt, die eine „Handlungskommunikation" widerspiegelt. Hierbei handelt es sich um eine Szene, die folgende

vorab definierten Kriterien erfüllte:

Der Beginn einer solchen Sequenz ist zu erkennen, wenn die Pflegeexpertin zu einer Handlung auffordert, die Handlung gestisch
kommuniziert und die Person mit Demenz die Handlung umsetzt.
Das Ende einer solchen Sequenz ist erreicht, wenn das Ende einer Handlung erreicht ist (z. B. Mund ausspülen, abbeißen von
einem Brot).

Ausgewählte Videosequenz des zentralen Falls

- Person mit Demenz Frau Baum
- Pflegeexpertin A
- Thema „Mund spülen"
- Aufnahmedatum: 13.09.2011
- Von Minute 12:33.01 – 13:11:07
- Gesamt: 38 Sekunden

4.2.2 Der Vergleichsfall

Die interessierenden Forschungsfragen und die Ergebnisse der
Analyse des zentralen Falles leiteten, wie oben erwähnt die Auswahl der Vergleichsszenen. Bei der Komparation der Fälle wurden
Homologien und Unterschiede herausgearbeitet und anhand der
dokumentarischen Methode im Fallvergleich tiefeninterpretiert. Bei
den zu vergleichenden Interaktionsszenen handelte es sich um
Videoszenen des gleichen Interaktionspaares, also fallintern oder
um einen fallübergreifenden, also um den Vergleich der beiden
Interaktionspaare mit und gegeneinander.

Ausgewählte Videosequenz des Vergleichsfalls

- Person mit Demenz Frau Huber
- Pflegeexpertin E
- Thema „Frühstücksangebot"
- Aufnahmedatum: 8.11.2012
- Von Minute 0:34:00 – 1:38:24

- Gesamt: 1 Minute 4 Sekunden

4.2.3 Umsetzung der Analyseschritte

Die DM arbeitet mit voneinander getrennten Analyseschritten (s. 3.2 Analyseschritte der DM) die auf eine immer höhere Abstraktionsebene gelangen. In der DM wird differenziert zwischen dem

- *was* thematisch dargestellt wird, dies wird in der *formulierenden Interpretation* analysiert und dem,
- *wie* diese Darstellung hergestellt wird, was in der *reflektierenden Interpretation* herausgearbeitet wird.

Formulierende Interpretation

Die formulierende Interpretation habe ich in einer Eigenentwicklung in zwei Formaten durchgeführt.

Eine zentrale Herausforderung in dieser Untersuchung war die Verschränkung von Simultaneität und Sequenzialität der Interaktionspartnerinnen gemeinsam analysieren zu können.

Ebenso interessierte inkorporiertes und implizites handlungsleitendes Wissen, das kein theoretisches, reflexiv verfügbares Wissen ist. Entsprechend muss dies auf der Basis der Beobachtung von Handlungen, sowie von symbolischen Repräsentationen des Handelns rekonstruiert werden. Um an diesen Erfahrungsschatz heranzukommen, habe ich die Ebene der vor-ikonografischen Beschreibung in zwei voneinander getrennten Arbeitsschritten und unterschiedlichen Formaten vollzogen. Dadurch konnte ich einen methodischen Zugang zu den interessierenden Bereichen schaffen.

Im ersten Format in der Software ELAN (EUDICO Linguistic Annotator), welches ein semi-professionelles Annotationstool zur Auswertung von Video- und Audiodaten ist. Es wurde vom Max Planck Institute for Psycholinguistics der Universität Nijmegen in den Niederlanden entwickelt. Es kann kostenlos über das Internet bezogen werden. Die Notation von Videosequenzen in der Partiturschreibweise (s. Abbildung 5) ermöglicht, dass mehrere Ebenen des Geschehens in vorab definierten Dimensionen sichtbar gemacht werden.

Mikroanalytisch habe ich jeweils die Bewegungen beider Personen einer Einzelbildanalyse unterzogen und in einer zeitlichen Auflösung von 0,1 Sekunden protokolliert.

Im Annotationstool ELAN werden Codierungen zur *Transkription* verwendet, die ich jedoch in dieser Untersuchung nicht umsetzen konnte, da ich aus meiner Sicht so keinen Einblick auf die Mikroebene der Interaktionen erhielt.

Für die Mikroanalyse von gestisch-kommunikativem Handeln musste ich die Anwendung der Software ELAN also modifizieren. Konkrete Transkriptionsregeln wurden vorab definiert (konkret s. Döttlinger 2018).

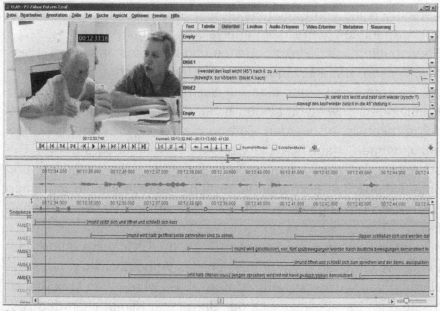

Abbildung 5 Annotationstool ELAN (entnommen aus: Döttlinger 2018).

Bei der Modifizierung der Software ELAN ging ich wie folgt vor:
Für die Beschreibung von Körperbewegungen der einzelnen Körperteile wurden unter den synchronisierten Videos mit Zuordnung zur Zeitschiene einzelne Partiturzeilen erstellt. Diese Zeilen bekamen einen Zeilencode, z.B. AMbE1 steht für; A = Pflegeexpertin A, Mb = Mundbewegung, E = Explikation (Erläuterung), 1 = 1. Zeile.
Die Mundbewegungen der Pflegeexpertin (Person A) wurden beispielsweise in mehreren Zeilen untereinander wie folgt bearbeitet:
AMbE1 (-------------) Mund spitzt sich und öffnet und schließt sich.
AMbE2...............(-------) Mund wird halb geöffnet,....
In der Klammer (--------) ist jeweils die zeitliche Dauer der kompletten Bewegung abgebildet. Die Öffnungsklammer [(--] zeigt den Beginn einer Bewegung, Klammer schließen [--)] kennzeichnet das Ende einer Bewegung. Nach der Klammer folgt die konkrete Beschreibung der Bewegung. In Tabelle 2 werden die Analyseschritte anhand eines kurzen Beispiels demonstriert
Im zweiten Format wurde das Protokoll im Fließtext zusammengefasst (s. Tabelle 2).
Durch diese Vorgehensweise konnte ein methodischer Zugang zur Verschränkung von Simultaneität (alles was zugleich, mit- und nebeneinander passiert) und Sequenzialität (dem zeitlichen Nacheinander folgend) geschaffen werden.

Tabelle 2 Analyseschritte

Formulierende   A schließt den Mund, der Unterkiefer wird auf
Interpretation   und ab bewegt, die Wangen bläht sie bei der
                       Aufwärtsbewegung sehr deutlich auf.
                       Zusammenfassung
   A schließt den Mund und simuliert vier
                       deutliche Spülbewegungen...

Reflektierende   Pflegeexpertin A hebt besonders jene
Interpretation   Handlungssequenz deutlich und isoliert hervor.

Strukturierung   (7AG1) Pflegeexpertin A hebt besonders jene
durch   Handlungssequenzen ...
Attribution   (7AG1 = Simulierende Geste in Echtzeit)

Diskurs-   Die Ergebnisse des zentralen Falles zeigen
organisation   eine reziproke Interaktionsorganisation.

Komparation   Der letzte Analyseschritt ist der Fallvergleich
der Fälle
(Tabelle entnommen aus: Döttlinger 2018)

Nach der reflektierenden Interpretation führte ich unabhängig von
der DM eine Strukturierung des empirischen Materials durch Attribution durch (s. Tabelle 2).

- Dieser Schritt sollte aufdecken, ob es charakteristische Merkmale gibt, *die im jeweils gesamten Fall* immer wieder auftreten und nicht nur in einzelnen Sequenzen.

Die reflektierende Interpretation endet mit einem zusammenfassenden Analyseschritt der Diskursorganisation (s. Tabelle 2).

- In der DM wird davon ausgegangen, dass sich die tieferliegenden Sinngehalte einer Äußerung erst in der Rekonstruktion der Bezugnahme nachfolgender Äußerungen erschließen.
- Die DM hat hierfür eine eigene Terminologie entwickelt.

Ein Ergebnis der Untersuchung ist:

- Die Interaktionsorganisation der Interaktionspartnerinnen des zentralen Falles zeichnet sich durch eine *reziproke Interaktionsorganisation* aus. Diese ist gekennzeichnet durch eine wechselseitige und einvernehmliche Responsivität der Interaktionspartnerinnen.

„Die Person mit Demenz zeigt sich durchgehend aufmerksam und konzentriert in einen an der *Pflegenden-orientierten-responsiven Modus"* und umgekehrt, die Pflegeexpertin zeigt sich in einem an der *Person mit Demenz orientierten-responsiven Modus.*

Eine *reziproke Interaktionsorganisation* ist eine Art gleichberechtigtes Wechselspiel.

„Responsivität" steht für die Bereitschaft, auf Kommunikationssignale einzugehen.

Der letzte Analyseschritt war der Fallvergleich.

Alle Videosequenzen, die in diese Untersuchung eingebunden wurden, wurden anhand dieser einzelnen Arbeitsschritte analysiert.

5. Ergebnisse

In der Ergebnisdarstellung wurde eine bestimmte Terminologie verwendet, die einen Hinweis darauf gibt, was verglichen wird.

Eine Vergleichsszene betraf entweder ein *Thema* wie „Handlungs-ankündigung/-aufforderung" oder "Gestische Handlungs-kommunikation" oder eine dahinter liegende *Orientierung*, woran sich die Kommunikationspartnerinnen orientieren, *wie* sie beispielsweise eine „Gemeinsame Interaktionssphäre" aufrechterhalten. Für die Tiefeninterpretation eines *Themas* verwende ich die Terminologie *„Interaktionsfiguren".* Stand eine *Orientierung* im Mittelpunkt der reflektierenden Tiefeninterpretation im Fallvergleich, der ein typischer Modus der Sozialität während einer Handlungsinteraktion zugrunde liegt, wurde diese nach Bohnsack (2003: 134) als *„Orientierungsfiguren"* bezeichnet. Diese Tiefen-interpretation floss in meiner Untersuchung in die Ergebnisdarstellung ein, da der Fallvergleich mit Ergebnissen der Fallanalysen arbeitet.

Es ging in dieser Untersuchung nicht um ein individuelles Fallverstehen von der Situation einer Person mit Demenz, sondern um das *Wie*, also wie Personen mit fortgeschrittener Demenz und Pflegeexpertinnen miteinander kommunizieren und interagieren, wenn es um alltägliche Handlungen geht. Dabei wurde das implizite Expertenwissen der Pflegeexpertinnen zu gestischer Handlungskommunikation und Interaktionsorganisation herausgearbeitet. Auch wenn eine Handlungsinteraktion jeweils eine individuelle und einmalige Kombination von korporierten und verbalen Äußerungen der Beteiligten ist, musste ich die kommunikativen Modalitäten und deren Verschränkung von Sequenzialität und Simultaneität fokussieren, um deren Bedeutungen dieser Art der Kommunikation nahe zu kommen.

In dieser Untersuchung war der analytische Blick auf die einzelnen Interaktionsszenen gleichbedeutend mit der Komparation der Fälle, denn es galt implizites, an Personen gebundenes Expertenwissen aufzudecken. Da sich diese Untersuchung mit der Mikroanalyse der Interaktionspraxis befasste, musste diese auch in der Ergebnisdarstellung den Mikroskopischen Blick beibehalten, damit die Pflegepraxis von diesen Ergebnissen handlungspraktisch profitieren kann.

Bei der Fallkontrastierung wurden zwei verschiedene Settings (Stationäre Altenhilfe und Akutklinik) ausgewählt und analysiert. Hier war der Beziehungsaspekt interessant, dass die beiden Personen der stationären Altenhilfe sich schon zwei Jahre kannten, die beiden Personen in der Akutklinik sich nur kurz. Das Kontrastieren der Fälle ermöglichte es, Gemeinsamkeiten und Unterschiede herauszuarbeiten. Gemeinsame charakteristische Merkmale der Interaktionsgestaltung der Pflegeexpertinnen konnten identifiziert werden.

Durch die Attribution des empirischen Materials konnte ein zentrales Ergebnis aufgedeckt und mit der DM reflektiert und im Weiteren mit dem theoretischen Bezugsrahmen diskutiert werden. Dieses Ergebnis werde ich nun vorstellen, damit die Leserinnen und Leser eine Idee davon bekommen, was ich meine, wenn ich bei den Ergebnissen vom Beibehalten des Mikroskopischen Blicks spreche. Die weiteren Ergebnisse dieser Untersuchung können Interessierte meiner Veröffentlichung (Döttlinger 2018) zu dieser Arbeit entnehmen.

Zentrales Ergebnis
Die Pflegeexpertinnen übernehmen die handlungsleitende – kommunikative Verantwortung für die Interaktionsgestaltung.
Diese professionelle Beziehungsqualität wird auf der performativen Ebene, also in der handlungspraktischen Interaktion, durch folgende Merkmale sichtbar (s. Abbildung 6).

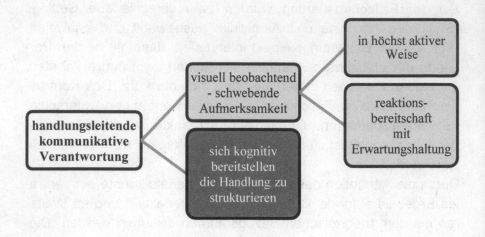

Abbildung 6 Merkmale professionell kommunikativer Verantwortung (entnommen aus: Döttlinger 2018)

Definition Schwebende Aufmerksamkeit
Die Haltung einer s*chwebenden Aufmerksamkeit* der Pflegeexpertinnen ist gekennzeichnet von einer *aufmerksamen* - visuellen Beobachtung gegenüber ihrer Kommunikationspartnerin.
Schwebende Aufmerksamkeit meint in diesem Sinne, in der Schwebe sein, also in dieser Haltung der Aufmerksamkeit *bleiben*, diese Aufmerksamkeit während des kommunikativen Austausches *halten*. Abbildung 7 zeigt ein Beispiel für eine visuell beobachtend-schwebende Aufmerksamkeit der Pflegeexpertin A.

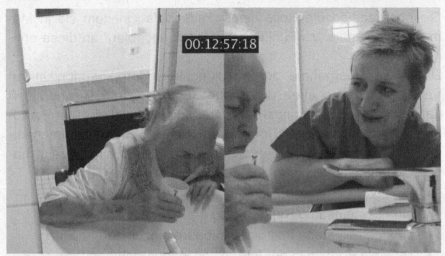

Abbildung 7 Schwebende Aufmerksamkeit (entnommen aus: Döttlinger 2018)

Die Ergebnisse dieser professionellen Pflegepraxis zeigen auf,
dass die Pflegeexpertinnen ...

- den veränderten und reduzierten Kommunikations-
  möglichkeiten der Betroffenen durch ihre *schwebende Aufmerksamkeit* einen besonderen Stellenwert in der Bezie-
  hungs- und Interaktionsgestaltung einräumen
- ihr Kommunikationsverhalten den Personen anpassen, indem
  sie deren nonverbalen und verbalen Äußerungen aufmerksam
  beobachten und diese in der Interaktion berücksichtigen
- die Personen mit fortgeschrittener Demenz als aktive Kommunikationspartnerinnen betrachten
- eine Haltung des *nicht Wissens* über den weiteren Verlauf der
  Interaktion zeigen, sie stellten sich auf ‚alles kann passieren'
  ein

Auf der interpretativen Ebene wird deutlich, dass die Pflegeexpertinnen sich kognitiv bereitstellen, die Handlung zu strukturieren.

Sie übernehmen die Rolle eines „Hilfs-Ich´s", in dem sie in Momenten fehlender Ich-Funktion im Handlungsablauf an diese erinnern.

Durch die Übernahme der handlungsleitenden kommunikativen Verantwortung schaffen die Pflegeexpertinnen die Bedingungen dafür, in einer Beziehungs- und Interaktionsgestaltung mit Personen mit fortgeschrittener Demenz auf eine symmetrische Interaktion auf Augenhöhe hinzuführen. Wie die Ergebnisse gezeigt haben, schafft diese Haltung den Zugang und ist Basis, um

- eine gemeinsame Beziehungsebene zu schaffen,
- eine gemeinsame Rahmung zu erarbeiten,
- eine gemeinsame Interaktionssphäre einzuleiten, -halten,
- sensible Phasen in der Interaktion wahrzunehmen,
- das Streben nach Selbstbestimmung und Autonomie der Person mit Demenz zu berücksichtigen,
- Phasen des Sprecherwechsels einzuhalten und
- passgenaue Orientierungsangebote durch gestische Handlungsangebote zu machen.

Dieses Ergebnis, die handlungsleitende kommunikative Verantwortung in einer Handlungsinteraktion zu übernehmen, verweist auf die Erfahrungsdimension der Pflegeexpertinnen zur Beziehungs- und Interaktionsqualität bei Menschen mit fortgeschrittener Demenz.

6. Methodische Reflexion

Welche methodischen Herausforderungen diese Untersuchung für mich darstellte und welche Vorteile diese Vorgehensweise für die Forschung hat, wird in diesem Kapitel kurz aufgezeigt.

6.1 Methodische Herausforderungen

Videographie

- Für mich war der Studierende der Filmhochschule München eine wichtige Hilfsperson. Er hatte ein professionelles Equipment zur Videobearbeitung. Er schulte mich auch zum Umgang mit der Videokamera, Technikaufbau, Kameraeinstellung, sowie Sicherheit im Feld.
- Eine Testphase muss der Datenerhebung vorausgehen.

Datenanalyse

- Der Umgang mit der Software ELAN muss erlernt werden.
- Die Modifizierung der Transkriptionsregeln für mein Forschungsinteresse war bedeutend.
- Eine Einzelbildanalyse ist sehr zeitaufwendig.

Dokumentarische Methode

- Die DM ist sehr komplex durch die verschiedenen Analyseeinstellungen.
- Die Analyseeinstellung der Forschenden muss geschult werden. Es geht um die Frage, *was sich hier dokumentiert* und nicht darum was die Forscherin empfindet oder glaubt wahrzunehmen.
- Das Erlernen der Terminologie der DM war für mich nicht einfach. Der Besuch von Workshops ist notwendig.
- In regelmäßigen Abständen von drei Monaten über einen Zeitraum von fünf Jahren fanden Forschungsworkshops zu dieser Untersuchung mit Kolleginnen des DZNE Standort Witten statt. Da diese Promotionsarbeit von mir in allen Forschungsschritten allein durchgeführt wurde, handelte es sich bei den Kolleginnen um Personen, die nicht an dieser Untersuchung

arbeiteten. Dies kommt dem Ansatz des „peer debriefing"
(Lincoln & Guba 1985) gleich.

6.2 Vorteile dieses methodisch/methodologischen Vorgehens für die Forschung

Welche Vorteile dieses Vorgehen hat soll nun stichpunktartig benannt werden.

Videographie als Erhebungsinstrument und zur Datenanalyse
- ist eine wenig invasive Erhebungsmethode, wenn die Kameras an einem festen Standort platziert werden,
- ermöglicht detaillierte Analyse von audio-visuellen Daten,
- gestattet es, empirisches Material einer Mikroanalyse zu un-
  terziehen,
- ermöglicht einen höheren Detaillierungsgrad bei der Beschreibung des empirischen Materials (formulierende Interpretation),
- lässt den Wechsel von Einzelbild, Zeitlupe und Echtzeit zu,
- erlaubt jederzeit die Reproduzierbarkeit der Grunddaten,
- schafft die Voraussetzung für den Blick auf Sequenzialität und
  Simultaneität der Akteure.

Vorteile der dokumentarischen Methode
- Sie eröffnet den Blick auf das Performative der sozialen All-
  tagswirklichkeit.
- Das *Wie* der nonverbalen und verbalen Kommunikation und
  Interaktion als implizites und inkorporiertes Praxiswissen kann
  sichtbar gemacht und dadurch verbalisiert werden.
- Die Herausarbeitung der Verschränkung von Sequenzialität
  und Simultaneität in Interaktionen wird ermöglicht.

- Sie ermöglicht die Trennung von „Grunddaten" und Interpretation, die Forscherin kann dadurch ein Gefühl der Fremdheit entwickeln.
- Sie gewährleistet Nachvollziehbarkeit und Transparenz durch differenziert methodische Analyseschritte.
- Die Interpretationen lassen sich durch ihre ausführlichen und differenzierten Beschreibungen auf die Grunddaten zurückführen.

Vorteile für die Praxis
- Die Ergebnisse zeigen nicht nur die interpretative Ebene auf, sondern beschreiben auch konkret die Handlungspraxis.
- Ein erklärender und beschreibender Zugang zu Interaktionspraktiken kann eröffnet werden.
- Das so gewonnene Wissen kann dadurch zu einem bewussten und reflektierten Umgang in Interaktionen mit Menschen mit fortgeschrittener Demenz beitragen.
- Die Ergebnisse können als empirische Grundlage für ein Schulungskonzept für die direkte Handlungspraxis Pflegender dienen.

Vorteil der DM gegenüber anderen Verfahren
- Um das Interaktionsverhalten zwischen Personen zu erforschen, schafft die DM der Videointeraktionsanalyse einen methodisch-methodologisch kontrollierten Zugang zu impliziten und inkorporierten Wissensbeständen und deren handlungsleitenden Orientierungen.
- Mit der DM und deren Modifikation im ersten Analyseschritt, also der Transkription der Originaldaten, kann ein Zugang zur inkorporierten Handlungspraxis, wie sie im selbstverständli-

chen menschlichen Miteinander in der gelebten Praxis vollzogen wird, geschaffen werden.

- Haltungen der Interaktionspartner sind mithilfe der DM über
  den Weg der Rekonstruktion von körpersprachlichen Äußerungen und Verhalten beobachtbar. Im Gegensatz zu Interviews der Erforschten, die Aufschluss über die Theorien ihrer
  Handlungspraxis, nicht über ihre Handlungspraxis selbst geben.

7. Schlussgedanken

Weitere komparative Analysen wären, um auf die Ebene der Ty-
penbildung zu gelangen, wünschenswert. Da das methodische
Vorgehen interaktives Verhalten der Akteure aufdecken kann, wären weitere Forschungen wichtig, denn Grundlagenforschungen
wie die vorliegende Untersuchung bedeuten für die professionelle
Pflegepraxis eine theoretische Auseinandersetzung mit ihrer eigenen Rolle und eine theoretische Auseinandersetzung bezogen auf
Wahrnehmungssituationen von Personen mit fortgeschrittener
Demenz und die Bedeutung für deren Ich-Identität.
Ein komplexes Forschungsfeld eröffnet sich durch diese methodische Vorgehensweise. Der Einsatz bzw. die Auswertung von Videoaufzeichnungen in den aktuellen sozial-, bildungs- und kulturwissenschaftlichen Forschungen hat mittlerweile einen wichtigen
Platz eingenommen (Corsten et al. 2010). Besonders im Bereich
der Interaktionen von Schul- und Vorschulkindern wurden Videographien zu Forschungszwecken erstellt (Nentwig-Gesemann &
Nicolai 2014; Wagner-Willi 2004). Klambeck (2007) nutzte die dokumentarische Methode der Videointerpretation zur Analyse von
psychischen Bewegungsstörungen von Patienten in Interaktion mit
Ärzten. Für andere Fachbereiche wie beispielsweise der Sonder-

pädagogik, um nur einen zu nennen, wären Untersuchungen mit diesem Forschungsansatz sicher sehr fruchtbar.

Auch wenn das methodisch-methodologische Vorgehen, wie es hier vorgestellt wurde, aufwendiger als andere Forschungsmethoden ist, hat es seine Berechtigung im Hinblick auf die bedeutenden Erkenntnisse. Es eröffnet die Möglichkeit, Lebenssituationen analysieren zu können, die mit verbreiteten Methoden kaum zugänglich sind.

Literatur

Bartholomeyczik, Sabine et al (2006): Rahmenempfehlungen zum Umgang mit herausforderndem Verhalten bei Menschen mit Demenz in der stationären Altenhilfe. Herausgeber:
Bundesministerium für Gesundheit.
https://www.bundesgesundheitsministerium.de/fileadmin/Dateie n/Publikationen/Pflege/Berichte/Bericht_Rahmenempfehlungen _zum_Umgang_mit_herausforderndem_Verhalten_bei_Mensch en_mit_Demenz_in_der_stationaeren_Altenhilfe.pdf
Bauer, Joachim (2005): Warum ich fühle, was du fühlst: Intuitive Kommunikation und das Geheimnis der Spiegelneurone. München: Heyne Verlag
Birdwhistell, Raymond L. (1970): Kinesics and Context: Essays on Body Motion Communication. Univ of Pennsylvania PR
Bohnsack, Ralf (2003). Rekonstruktive Sozialforschung. Einführung in qualitative Methoden. (Vol. 5. Auflage). Opladen: Verlag Barbara Budrich.
Bohnsack, Ralf (2009). Qualitative Bild- und Videointerpretation. Obladen & Farmington Hills: Verlag Barbara Budrich.

Bohnsack, Ralf (2010). Rekonstruktive Sozialforschung. Einführung in qualitative Methoden. (Vol. 8. Auflage). Opladen: Verlag Barbara Budrich.

Bohnsack, Ralf Nentwig-Gesemann, Iris & Nohl, Arnd-Michael (Hrsg.) (2013): Die dokumentarische Methode und ihre Forschungspraxis. Springer VS Wiesbaden. 3. Auflage

Bourdieu, Pierre (1976). Entwurf einer Theorie der Praxis. Frankfurt a. Main: Suhrkamp Verlag.

Corsten, Michael, Krug, Melanie, & Moritz, Christine (2010). Videographie praktizieren. Wiesbaden: VS Verlag für Sozialwissen-schaften.

Döttlinger, Beatrix (2018). Gestisch-kommunikatives Handeln als Bindeglied zwischen Sprache und Handeln bei Menschen mit Demenz. Beziehungs- und Interaktionsgestaltung. In D. Z. f. n. E. S. Witten (Ed.), Versorgungsforschung für Menschen mit Demenz.

Fröhlich, Andreas (2011). Das Konzept Basale Stimulation in der Pflege. In B. Döttlinger, E. Meyer, & E. Wust (Eds.), Begleiten. Abschlussarbeiten Praxisbegleiter/in Basale Stimulation in der Pflege. Fachbereich Altenpflege (pp. 29). Berlin: Verlag Pro BUSINESS book-on-demand.

Fröhlich, Andreas (2015): Basale Stimulation: Ein Konzept zur Arbeit mit schwer beeinträchtigten Menschen. Verlag: Bundesver-band für körper- und mehrfachbehinderte Menschen.

Klambeck, Amelie (2007). Das hysterische Theater unter der Lupe. Klinische Zeichen psychogener Gangstörungen Wege der dokumentarischen Rekonstruktion von Körperbewegungen auf der Grundlage von Videographien. Göttingen: V&R unipress.

Lincoln, Yvonna S., & Guba, Egon G. (1985). Naturalistic Inquiry. Beverly Hills: Sage.

Mannheim, Karl (1952): Ideologie und Utopie. Verlag Schulte-Bulmke Frankfurt a.M.

Mannheim, Karl (1964). Beiträge zur Theorie der Weltanschauungsinterpretation. In In: Wissenssoziologie. Neuwied: Hermann Luchterhand Verlag.

Mannheim, Karl (1980): Strukturen des Denkens. Hrsgb.: Kettler, D. Meja, V. Stehr, N. Verlag Suhrkamp Taschenbuch Wissenschaft 2. Auflage

Mead, George H. (1968): Geist, Identität und Gesellschaft aus der Sicht des Sozialbehaviorismus. Suhrkamp Frankfurt a.M.

Nentwig-Gesemann, Iris, & Nicolai, Katharina (2014). Dokumentarische Videointerpretation typischer Modi der Interaktionsorganisation im Krippenalltag. In R. Bohnsack, B. Frizsche, & M. Wagner-Willi (Eds.), Dokumentarische Video- und Filminterpretation. Methodologie und Forschungspraxis (pp. 45-72). Opladen: Barbara Budrich Verlag.

Nohl, Arnd-Michael (2007). Komparative Analyse: Forschungs-praxis und Methodologie dokumentarischer Interpretation. In R. Bohnsack, I. Nentwig-Gesemann, & A.-M. Nohl (Eds.), In: Die dokumentarische Methode und ihre Forschungspraxis. Grundlaben qualitativer Sozialforschung (Vol. 2. Auflage). Wiesbaden: VS Verlag für Sozialwissenschaften.

Nover, Sabine U., Sirsch, Erika, Doettlinger, Beatrix, & Panke-Kochinke, Birgit (2015). What's going on? Methodologische Fragen zum Verstehen von Menschen Demenz in der Versorgungsforschung. Pflege & Gesellschaft. Zeitschrift für Pflegewissenschaft, 20(4), 293-313.

Polanyis, Michael (1996). The Tacit Dimension. Garden City, New York: Doubleday &Company.

Przyborski, Aglaja (2004): Gesprächsanalyse und doku-mentarische Methode. Springer VS Wiesbaden 1. Auflage

Wagner-Willi, M. (2004). Videointerpretation als mehrdimensionale Mikroanalyse am Beispiel schulischer Alltagsszenen. ZBBS, 5(1), S. 49-66.

Wagner-Willi, Monika (2005). Kinder-Rituale zwischen Vorder- und Hinterbühne. Der Übergang von der Pause zum Unterricht. Wiesbaden: VS Verlag für Sozialwissenschaften.

www.basale-stimulation.de

Kontakt: beatrix.doettlinger@t-online.de

Christine Keller

'Mit-tun' und 'Er-leben'.
Wie kann die Vermittlung von Methodologien und Methoden für
Studierende der Pflegewissenschaft funktionieren?

> *Was man lernen muss, um es zu tun*
> *das lernt man, indem man es tut.*
>
> *Aristoteles (384 - 322 v. Chr.)*

Am 22. und 23.01.2018 fand an der Hochschule Vallendar am
Lehrstuhl ,Methodologie und Qualitative Methoden in der Pflege-
und Gesundheitsforschung' ein Workshop für Masterstudierende
und Promovierende der Pflegewissenschaften unter professoraler
Leitung statt. Ziel war es, die Entstehungsbedingungen von wissenschaftlich begründetem Wissen zu durchleuchten. Unter dem
Titel „Zugänge schaffen" sollten unterschiedliche soziologische
Theorien vorgestellt werden und deren Einfluss auf methodische
Zugänge und damit erzielte Forschungsergebnisse hinterfragt
werden. Zur Ausgestaltung des Workshops wurden Vertreter verschiedener soziologischer Theorien und rekonstruktiv-
interpretativer Verfahren eingeladen. Auf der Suche nach drei pas-
senden Akteuren war die Publikation eines Vortrags[26], den ich im
Rahmen eines Methoden-Workshops an der Technischen Universität Dortmund hielt, ausschlaggebend dafür, mich als Vertreterin
der lebensweltlichen Ethnographie einzuladen. Der Schwerpunkt
der Lehreinheit sollte auf einer methodischen und methodologischen Reflexion des eigenen Forschungsvorgehens liegen.

---

[26] Der Vortrag wurde unter dem „Freundschaftliche Forschung? Annäherung und
Distanzierung beim Betreiben von Ethnographie" publiziert (Keller, 2015: 255-
273).

© Springer Fachmedien Wiesbaden GmbH, ein Teil von Springer Nature 2020
S. U. Nover, *Theoriegeleitete Forschungswege in der Pflegewissenschaft*, Vallendarer
Schriften der Pflegewissenschaft 4, https://doi.org/10.1007/978-3-658-28077-2_5

Als Gesundheitswissenschaftlerin mit *Soziologie als Bezugsfach*, stand ich damals in der neuen Rolle der Promotionsstudierenden der Soziologie im Erstfach vor Studierenden, Promovierenden, Professorinnen und Professoren der Soziologie und tat vor allem eins, nämlich bibbern, ob der Unsicherheit, was ich als Gesundheitswissenschaftlerin überhaupt bei den Soziologen verloren habe. Nun sitze ich hier als Promovendin der Soziologie im Gegenstandsbereich der Pflegewissenschaften und tue erneut das von damals, nämlich bibbern, gewissermaßen aus denselben Gründen. Dieses Mal, im stillen Kämmerlein, beim Verschriftlichen meines Vortrages in Vallendar, bei dem ich mutatis mutandis darüber sinniere, was ich als Soziologie-Promovendin überhaupt bei Studierenden der Pflegewissenschaft - in deren Lehre - verloren habe. Mir kam die spontane Idee, mein eigenes Lehrhandeln zu reflektieren und in Bezug zu den Reaktionen der Workshop Teilnehmenden zu rekonstruieren. Damit meine ich, darüber nachzudenken, was ich gemacht habe, damit die Lehrsituation gelingt. Aufrichtig angeschaut stieß ich hinter der Lehrproblematik Methoden zu vermitteln, zunächst auf ein persönliches Problem, bei dem es darum geht, zu befürchten, dass die je eigenen Ressourcen zum Erwerb einschlägiger methodischer Kompetenzen womöglich nicht ausreichen. Anders ausgedrückt: Es geht auch um mein Risiko, ohne originär Soziologin zu sein, eine solche zu werden und sich als Methodikerin hier im Workshop zu legitimieren. Im Zuge dieser selbstreflexiven Datengenerierung entdeckte ich indes die wesentlich spannendere Sache, dass ich in meiner alten Rolle als Gesundheitswissenschaftlerin mit Soziologie als Bezugsfach offenbar einiges mit den Pflegestudierenden gemeinsam habe. Und ich kam dahinter, dass meine Formen des Lehrens nicht nur dazu dienen, den Studierenden Methodologien und Methoden näher zu bringen, sondern mitunter meine Formen diese zu lernen wiederspiegeln. Ausgehend von dieser kurz skizzierten Selbstreflexion und Entdeckung, fasste ich den Entschluss meine Lehreinheit im Rahmen des Workshops zum Untersuchungsgegenstand dieses Beitrages zu machen. Das heißt, ich könnte die nun folgenden Darstellungen mit kleinen Geschichten und Handlungsstrategien füllen, die im Hinblick auf den Umgang mit Problemen während der Vermittlungssituation und überdiesen hinaus zu Tage traten, was für mich persönlich vielleicht - analytisch aber wohl kaum – ertragreich wäre. Deswegen werde ich im Folgenden weniger persönlich, als vielmehr publikationstauglich, das, was ich am 22.01.2018 *getan* und *erlebt* habe, in komprimierter Form beschreiben und rekonstruieren, mit dem Grundgedanken, dies auf dem Sockel einer vorphänomenologischen Reflexion meiner eigenen Erfahrungen typologisch zu abstrahieren. Bevor ich dies tue, beschäftigt mich jedoch die noch offene Frage, was ich als Soziologie-Promovendin in diesem Workshop für Pflegestudierende überhaupt verloren habe. Dabei stieß ich (zunächst) auf folgendes - vermutlich mit dem Lehrproblem in Verbindung stehende - Phänomen:

1. Akademisierung der Pflege

Bäcker backen Brötchen in Bäckereien. Pflegefachpersonen pflegen Menschen häufig in institutionellen Einrichtungen. Eine wachsende Anzahl von denen, die Pflege als Beruf betreiben, hat sich überregional und international inzwischen allerdings auch in unterschiedlichen Hochschulkontexten – so zum Beispiel an der Philosophisch-Theologischen Hochschule Vallendar – versammelt. Doch wer tut hier eigentlich was und warum? (Goffman 1977:16). Bereits nach wenigen Minuten Internetrecherche finde ich diesbezüglich nicht nur auf der Hochschul-Website[27] hilfreiche Informationen. In Kürze zusammengefasst lässt sich daraus entnehmen,

---

[27] Hierzu: https://www.pthv.de/home/

dass sich Pflegekräfte konsequent akademisch weiterentwickeln können, wodurch sich auch das Fehlen von Universitätsprofessuren als Desiderat der Pflegewissenschaften beseitigen lässt.[28] Damit wird Pflege nicht nur in unterschiedlichen Versorgungseinrichtungen praktisch ausgeübt oder im Hochschulkontext studiert, sondern auch in Hochschulkontexten wissenschaftlich betrieben und *gelehrt.* Vergleichbar mit Lehrenden in anderen Wissenschaftsdisziplinen im Hochschulkontext, obliegt jenen Pflege betreibenden Menschen die Aufgabe, dass sie ihren Studierenden beibringen, wie man *fachspezifisch forscht,* d.h. wie man den *Gegenstand, den sich Pflege zu eigen macht,* „fachwissenschaftlich plausibilisierbaren Kriterien entsprechend – analysier[t]" (Hitzler 1997:10). Unter professionellen Gesichtspunkten[29] stellt sich damit generell ein Problem, welches Ronald Hitzler in Bezug auf die Soziologie wie folgt beschreibt „das, was in institutionalisierter Form unter der Bezeichnung 'Soziologie' betrieben wird, [gilt es] über die Fachgrenzen hinaus dergestalt zu plausibilisieren, daß es - von wem auch immer, vorwiegend aber ‚von der Gesellschaft' - anhaltend subventioniert bzw. finanziert wird" (Hitzler 1997:11). Und das, was als Soziologie betrieben werde, müsse - bestenfalls aus persönlicher Bereitschaft - zumindest jedoch aus den eben genannten professionellen Randbedingungen heraus, überdacht und danach befragt werden, welche Kriterien fachwissenschaftlichen Arbeitens ihm je persönlich plausibel - dann aber insbesondere fachöffentlich plausibilisierbar seien (vgl. ebd.). Übertragen auf den universitären, und damit institutionalisierten, *pflegewissenschaftlichen Vermittlungskontext* im Allgemeinen, bedeuten diese Bedingungen, dass das, was (hier) betrieben und *gelehrt wird,* über die Fachgrenzen hinaus auch hinsichtlich der eingesetzen For-

---

[28] Ähnliche Entwicklungsprozesse vollziehen sich auch in anderen Gesundheitsfachberufen (vgl. hierzu z.B. Dettmers 2015).
[29] Zum Professionalitätsbegriff (vgl. Pfadenhauer 2003).

schungsmethoden dergestalt *plausibilisiert werden muss*, dass es beständig subventioniert bzw. finanziert wird. Bereits diese professionellen Randbedingungen zwingen dazu, eben jenes eigene, als *pflegewissenschaftlich* etikettierte Tun, im Hinblick auf die Kriterien fachwissenschaftlichen Arbeitens nicht nur persönlich, sondern viel mehr auch fachöffentlich, überzeugend und schlüssig darzustellen. Im Kontext einer emporgekommenen Auseinandersetzung mit dem als *Akademisierung der Pflege* bekannten Phänomen (vgl. hierzu u.a. Moses 2015) stehe ich nun plötzlich nicht mehr nur vor der Frage was ich hier als Soziologie-Promovendin verloren habe, sondern frage mich auch „was soll ich hier eigentlich tun?"

2. Soziologie und Pflegewissenschaften

Zur Annäherung an diese beiden Fragen zäume ich das Pferd gewissermaßen von hinten auf, indem ich mit dem beginne, mit dem ich mich hier nicht beschäftige. Das ist zum einen die Frage nach dem Gegenstand, den sich die Pflegewissenschaften genau zu Eigen machen. Hierzu werde ich besser die gegenstandsschärfenden Entwicklungen durch die dafür kompetent prädestinierten Pflegewissenschaftlerinnen und Pflegewissenschaftler und die bereits mannigfaltigen Publikationen dazu mit Spannung verfolgen. Um dennoch meine Anwesenheit besser zu verstehen, werde ich die Bedeutung der Soziologie für die Pflegewissenschaften zumindest dürftig ergründen. Zur Frage inwiefern und wie es Pflegewissenschaftlerinnen und Pflegewissenschaftlern gelingt, für sich beanspruchen zu können eine Wissenschaft zu sein, würde ich mit meinen bisherigen Erfahrungen ebenfalls einen nur ungenügenden Beitrag leisten. Deswegen werde ich auch was das anbelangt, nur ein paar Erklärungsansätze darlegen, was ich als Soziologiepromovendin überhaupt in der Lehre von Pflegewissenschaftler verloren habe:

2.1 Antwort I: Pflege als Untersuchungsgegenstand der Soziologie

Die Pflegewissenschaft ist die Wissenschaft, deren definierter Interessensbereich das Handlungsfeld Pflege ist (vgl. Rennen-Allhoff/Schaeffer 2000; Brandenburg/Dorschner 2007). Wenngleich der Pflegepraxis ein tragfähiger, wissenschaftlich gesicherter Pflegebegriff fehlt (vgl. Axmacher 1991:126), gilt ihr Gegenstand - die Krankenpflege (vgl. ebd:136) - als ein bestimmter *Bereich des sozialen Zusammenlebens der Menschen in der Gesellschaft*[30]. Konsequenterweise wird die Pflegewissenschaft als eine Handlungs- oder Praxiswissenschaft bezeichnet, die eine Disziplin der Sozialwissenschaften ist. Jene Zusammenhänge lassen sich genauer erklären, wenn man die historische Genese der Pflegewissenschaften rekonstruiert (vgl. z.B. Moses 2015). Spuren dieser Verflechtungen sind in der Studienlandschaft in der Bundesrepublik Deutschland gegenwärtig beispielsweise in der Form zu finden, dass pflegebezogene Studiengänge ab Mitte der 1980er Jahre in Verbindung mit anderen Fachbereichen entstanden sind, wie beispielsweise die Besetzung des Lehrstuhls „Pflege- und Sozialwissenschaften" an der Fachhochschule Osnabrück.[31] Die Sozialwissenschaften als Überdisziplin und die Soziologie als Bezugsdisziplin stehen damit - insbesondere in ihrer historischen Genese - in einer besonderen Beziehung zum Pflegefach.

---

[5] Versteht man die Pflegepraxis als öffentliches Handlungsfeld des modernen Menschen und die Modernisierung, als eine spezifische Form des sozialen Wandels, kann davon ausgegangen werden, dass Pflege den gegenwärtigen gesellschaftlichen Modernisierungsprozessen (vgl. Hitzler 1999a: 83) unterliegt.
[31] Hierzu bietet sich an, das Phänomen der Interdisziplinarität mit zu betrachten (vgl. u.a. Kleemann 2016).

2.2 Antwort II: Soziologie als Lehrgegenstand der Pflegewissenschaften

Bei einer schlichten Recherche auf den offiziell einsehbaren Seiten der Hochschule, blieb ich bei jenem Satz hängen: „Die hier Studierenden erweitern ihre Erfahrungen als Pflegefachpersonen systematisch, um ihr Handeln wissenschaftsfundiert, praxisorientiert und kritisch reflektiert in professioneller Verantwortung auszuüben" (https://www.pthv.de/pflegewissenschaft/studiengaenge/bachelor-pflegeexpertise/). Dazu bedarf es aus Sicht des universitären Anbieters die Kompetenzen, die im Modulhandbuch[32] für die teilnehmenden Pflegestudierenden zu finden sind. Die Textstelle, auf die ich rekurriere, stammt aus dem Studienbereich Methodik. Lässt man das schriftlich fixierte räumlich und leiblich in Erscheinung treten, beschreibe ich das Setting, in dem ich mich an dem besagten Tag im Januar befunden habe. Oder beamt man die mehr als vierzig studentischen Teilnehmenden ins Modulhandbuch, würde man sie auf Seite dreizehn unter dem ‚Modul 1.3: Methoden III – Qualitative Methoden der Pflegeforschung' in Spalte eins im grauen Feldchen ‚geplante Gruppengröße' einkreisen mit der Aufgabe, fundierte Kenntnisse in Theorie und Praxis qualitativer Methoden zu erwerben, sich mit soziologischen Grundlagen der qualitativen Pflegeforschung auseinanderzusetzen und dementsprechend Kenntnisse aus jener relevanten Bezugswissenschaft einzubeziehen.

---

[32] Hierzu: https://www.pthv.de/fileadmin/user_upload/ PDF_Pflege/Pflege_ Formulare/ Modulhandbuch_MSc-Vers6.4_180502.pdf

Zwischenresümee

Unter der Prämisse, dass ein bestimmter umgrenzter Ausschnitt des sozialen Zusammenlebens der Menschen in Gesellschaft, den es unter spezifischen Aspekten zu analysieren gilt, als genuin *pflegewissenschaftliche Aufgabe* qualifiziert wird und unter der Prämisse, das es zur Bearbeitung dieses Ausschnitts der sozialen Welt „fundierte Kenntnisse in Theorie und Praxis qualitativer Methoden" braucht, wozu die Soziologie als Bezugswissenschaften dient, beruhigt sich mein Gewissen als Soziologie-Promovendin zum Dozieren vor Pflegewissenschaftlerinnen und Pflegewissenschaftlern berechtigt zu sein. Konkretisiert wird diese Argumentation für den Workshop damit, die Soziologie als wichtige Lieferantin theoretisch und methodologisch sauber entwickelter und eingeführter Methoden zu berücksichtigen. Hinter der Frage „was soll ich hier eigentlich tun?" verbirgt sich damit aus professionellen Gesichtspunkten das etwas anders geartete Problem „Wie all das, - sprich die Vermittlung von Methodologien und Methoden im Rahmen dieses Workshops - funktionieren kann?

2.3 Methodologien und Methoden für Studierende der Pflegewissenschaft

„Auch dann, wenn man gar nicht Bäcker werden will, sondern nur lernen will, wie man überhaupt irgend*etwas* backen kann, genügt es nicht, nur die Brötchen zu essen" (Hitzler 1997:15). Dieses Zitat stammt, wie viele weitere Bezugsquellen in diesem Beitrag, von Ronald Hitzler. Warum dies so ist, liegt daran, dass ich mir erhoffe, dass seine Übersetzung der Soziologie in eine (für mich) Sinn bringende Sprache auch den Pflegestudierenden das genuin Soziologische näherbringen kann. Der Unterschied zwischen ‚Brötchen backen (können)' und ‚Brötchen essen (können)' ist so banal wie hilfreich, um zu verstehen, dass uns das Essen von Brötchen keine Kenntnisse darüber gibt, wie man Brötchen backt. Wenn es also (analog zu diesem Bilde) darum geht, den Nutzen soziologischer Theorien und Methoden Studierenden der Pflegewissenschaft zu vermitteln, um Grundkenntnisse zu haben und die Methoden zu beherrschen, muss folglich alles vermittelt werden, was man selbst darüber weiß, was hilfreich für die Lernenden sein könnte (vgl. Hitzler 1997:13). Es geht auch nicht darum mit niedrig ausgemahlenem Mehl und einer üppigeren Portion Backtriebmittel möglichst große Brötchen zu Lasten einer geringeren Nährstoffdichte zu backen. Deswegen geht es im Folgenden weder um Brötchen, noch Backrezepte oder Backtriebmittel, sondern darum, mein Vorgehen im Hinblick auf das Repertoire an Begriffen, Theorien und Methoden und meinen Umgang damit in der Vermittlungssituation unter die Lupe zu nehmen. Konfrontiert mit den Goffmanschen Fragen „Was ist hier eigentlich wieder los und was mach ich da jetzt wieder draus?", die ihm zu Folge grundsätzlich jeden betreffen, beunruhigt mich, ob eine Vertreterin der Kategorie ‚soziologische Gesundheitswissenschaftlerin', wie ich eine bin, über Formen des Umgangs bei der Vermittlung von Methoden für Pflegestudierende nachdenken sollte, die eher als laienhafte Handlungsweisen begriffen werden könnten. Hinsichtlich dieser Beunruhigung denke ich an den von Ullrich Beck angesprochenen grundlegenden Wandel im Verhältnis von Individuum und Gesellschaft, nämlich den Anspruch, aber auch den Zwang des Einzelnen zu einem je „eigenen Leben" (Beck 1995) und reagiere darauf mit diesem Beitrag. Er soll Einblicke in meine Handlungsweisen der Wissensvermittlung und der vermittelten Inhalte geben und diese zur Diskussion stellen. Den Workshop verstehe ich als eine Antwort auf die Frage nach *dem was und wie* der Lehre. Vor diesem Hintergrund sah ich mich aus *Perspektive der Promovendin in Soziologie* im selbstkritischen Tiefgang konfrontiert mit der Frage, wie ich das, was ich dort betrieben habe vor (mir und) den Anwe-

senden insofern vertreten kann, dass es - von höflichen und sym-
pathiegetragenen Reaktion abgesehen - von den lernenden Pflegewissenschaftlerinnen und Pflegewissenschaftlern als hilfreich
und methodisch hinlänglich profund angesehen werden kann. Aus
*Perspektive der Physiotherapeutin und Gesundheitswissenschaft-
lerin mit Soziologie als Bezugsfach*, verstand ich mich hingegen
auch als *eine von ihnen*. Mit Bedacht vermute ich, dass das was
mich hier beschäftigt eine vertrackte Problemkonstellation darstellt,
die nicht nur mich, sondern im Kern auch die hier Lehrenden und
lernenden Promovierenden betrifft. Durch die folgende Betrachtung erhoffe ich mir, dass sich diese Problematik nicht manifestiert,
sondern durch sie Einsichten - ggf. für mögliche Veränderungs-
ideen - offeriert werden.

3. Der Beginn einer Typologie der Vermittlung

Die Basis soziologischen Verstehens im hier verstandenen Sinne
bedarf der existenziellen Innensicht des Forschers in eine mitunter
fremde Lebenswelt. Durch Teilnahme und Teilhabe lässt sich diese Lebenswelt auf ihren Eigen-Sinn hin [....] erkunden" (Hitzler
2007a:210) und somit die Innensicht des ‚normalen' Teilnehmers
zumindest annäherungsweise verstehen (vgl. Honer 1989:299). In
das Feld involviert zu sein, gilt als beste Möglichkeit, um den
Handlungssinn in der zu erforschenden Lebenswelt zu rekonstruieren. Dabei ist der Forschende immer „sein eigener Informant" (Honer 1989:301), dessen konkretes subjektives Bewusstsein die
Ausgangslage zur Beschreibung der Lebenswelt ist. Dieser Beitrag
ist der spontane Versuch einer vorphänomenologischen Studie zur
Analyse eines Ausschnitts meiner Lebenswelt. Es handelt sich um
mein Vermittlungshandeln im Hochschulsystem der Pflegewissenschaften. Ein Versuch deswegen, weil der Beitrag insofern gleichzeitig mein Lernhandeln darstellt, indem ich ansetzend beim eige-

nen Erleben versuche, das auf der Ethnographie fußende Forschungskonzept (vgl. Hitzler 1999b:475f.) Lebensweltanalyse[33] *by doing* zu lernen und anzuwenden.[34] Die lebensweltliche Ethnographie bietet einen methodischen Zugang, der unabdingbar beim *Erleben* und Erfahren des forschenden Subjekts ansetzt. Ziel ist es, die subjektiven (An-)Sichten des Forschers in Relation zu anderen, im Feld und außerhalb des Feldes vorfindlichen (An-)sichten, zu befreien. Dies geschieht im eidetischen Vollzug. Hierbei handelt es sich um Reflexionsprozesse, die so lange durchzuführen sind, bis die Einsichten im Feld als evident erachtet werden können.[35] Das Ergebnis ist ein „abstrakter Idealtypus subjektiv gemeinten Handlungssinns" (Hitzler 2017b:179). Der Handlungstypus dient dazu, den Sinn und die Bedeutung der Handlungen derer zu verstehen, für die wir uns interessieren (vgl. Hitzler/Eisewicht 2016). Aufgrund der Knappheit an Zeit, persönlichen

---

[33] In Bezug auf die Zuordnung und Unterscheidung von Ethnographien schlagen Hitzler und Gothe vor, dann erst von „Ethnographie" zu sprechen, „wenn die forschende Person am Leben in ihrem jeweiligen Feld tatsächlich teilhat" (vgl. Hitzler/Gothe 2015:10). Während der teilnehmende Beobachter nicht in den selbem Sinne, wie die von ihm Beobachteten handelt und er sich auf die Beobachtung und nicht auf die eigene Teilnahme am Interaktionsgeschehen konzentriert, bemüht sich der Aktionsforscher sich möglichst natürlich im Feld zu bewegen und mitzuhandeln, wodurch er jedoch an Beobachtungs-, Kontroll- und Interpretationskapazität einbüßt (vgl. Soeffner 1989: 59). In Abgrenzung zum Aktionsforscher und Autoethnographen ist für den Lebensweltethnographen die Teilnahme beim Beobachten zentral, ohne dabei das wissenschaftsbezogenes Relevanzsystem aufzugeben und möglichst ohne dabei das Feld von äußeren Wertsetzungen zu beeinflussen und zu verändern (vgl. ebd.: 9 ff.). Übertragen auf diesen Fall, setzte ich mich auf dieser Grundlage ex post als „eine von ihnen", mit den von und mit mir produzierten Daten auseinander.

[34] Meine Lernhilfe ist u.a. ein Vortrag von Ronald Hitzler, an den ich mich beim Schreiben dieses Beitrags erinnerte. In seinem Beitrag analysiert er einen medienhandlungsbezogenen Ausschnitt seiner Lebenswelt als vorphänomenologische Studie (vgl. Hitzler 2017b).

[35] Der methodisch-kontrollierte Zweifel gegen den Deutungswiederstand anderer konnte im Rahmen des Beitrags nur begrenzt praktiziert werden und gilt als unabgeschlossen.

Ressourcen und forschungsethischen Gründen, kann ich die Entwicklung des typologischen Schemas nur ansatzweise und nur an
einem - meinem eigenen - Fall darstellen. Was ich dabei nicht aus-
lasse, sind die Reaktionen und Fragen der Teilnehmenden auf
meine Handlungsweisen, um deren (An-)Sichten während der
Lehrsituation mit meinem Erleben aus Sicht der Lernenden - als
eine von ihnen - zu kontrastieren. Unter der Betrachtung die Fragen, Irritationen und Missverständnisse der Teilnehmenden nicht
als Störung im Sinne einer Gefahr für gelingendes Lehrhandeln
und gelingende Profilierung als Wissenschaftlerin, sondern als
Indikator einer notwendigen Reflexionsbedürftigkeit (vgl. Eisewicht
am Beispiel des Konsumhandels 2015:23) zu behandeln, soll die
Analyse dazu dienen, plausible Hinweise für die Probleme und
Bedarfe der Adressaten am *Was und Wie des methodologischen
Angebots*, nämlich was *muss* angeboten und wie soll es gelehrt
werden, um fachwissenschaftlich plausibilisierbaren Kriterien entsprechend forschen und relevante Erkenntnisse generieren zu
können, zu geben. Es geht also um die Reflexion der Bedeutung
des hier genutzten Vermittlungsformates.[36] Die Annahme, die diesem Typisierungs-Keimchen zu Grunde liegt ist, dass auch andere
Absolventinnen und Absolventen im Vermitteln, im Erlernen und im
Betreiben methodologischer und methodischer Gehalte ähnliche
Probleme, Folgen und Formen des Umgangs aus ihren Erfahrungen beisteuern könnten.

3.1 Lernen durch 'Mit-tun' und 'Er-leben'

Die folgende Darstellung ist demnach nur als Grundlage einer
kleinen Typologie gedacht. Sie ist nicht vollständig und will weiter-

---

[11] Im Rückgriff auf Alfred Schütz meint das, eine Reflexion des eigenen Hand-
lungsentwurfs,-vollzugs und -ergebnisses. Das heißt, um eine Rekonstruktions-
leistung bezogen auf eigenes Handeln und Erleben (vgl. Eisewicht 2015: 209).

geschrieben werden. Weiterschreiben ließe sie sich im Hinblick auf die Handlungsweisen der anderen Referentin bzw. des Referenten, die sich gegenüber den Rahmenbedingungen des Workshops unterschiedlich bzw. teilweise gegensätzlich zu meinen Handlungsweisen verhalten haben. Die Darstellung basiert auf dem Vortragsmanuskript, wie ich es für meine Lehreinheit ausgearbeitet hatte. Das Ziel des Vortrags bestand darin, den Promovierenden einen Einblick in meine soziologische Forschungspraxis im Handlungsfeld der Pflege zu geben, um ihnen an zwei Fallstudien exemplarisch die Auswirkungen von spezifischen theoretischen Annahmen auf das empirische Forschungsvorgehen darzulegen. Die Verschriftlichung weicht vom powerpointgestützen Vortrag ab.[37] Ausschlaggebend für die Veränderungen und Ergänzungen ist der Entschluss über mein eigenes Tun, im Hinblick auf die Reaktionen der Anwesenden, nachzudenken. Das Vortragsmanuskript und die verfertigten PowerPoint-Folien dienen damit als Hintergrundfolien zur Reflexion meines eigenen Erlebens in Beziehung zu den Reaktionen der teilnehmenden Promovierenden. Dafür greife ich auf Erlebensprotokolle[38] zurück, die ich mit meinen Feldnotizen und den audiographischen Daten der Lehreinheit kontrastiere.

Einleitend setze ich mich mit der Soziologie im Allgemeinen auseinander. Dabei geht es zunächst um die Fachgestalt, die Definition

---

[37] Eine genaue Unterscheidung zwischen der mündlichen und schriftlichen Realisierung sowie eine Zuordnung nach Gattungen und Textsorten wie es für eine umfassende wissenschaftliche Analyse erforderlich wäre, kann in diesem Beitrag nicht geleistet werden.

[38] Als Forscher im Feld involviert zu sein, erfordert die Reflextion der eigenen Subjektivität und Perspektive. Erving Goffman empfiehlt deswegen Protokolle möglichst informell und locker zu verfassen und die eigenen Eindrücke und Empfindungen mit einzubeziehen (vgl. Goffman 1989: 131). Protokolle repräsentieren die stattgehabte Situation jedoch nie vollständig und variieren in ihrer Beobachtungsdichte (vgl. Honer 1989: 307). In diesem Sinne geben die Erlebensprotokolle lediglich annäherungsweise und selektiv die Lehrsituation wieder.

und den Gegenstandsbereich. Was die spezifische theoretische Basis des Beitrags ist und was die Relevanz der Forschungsthemen begründet, sind die Leitfragen der darauffolgenden Abschnitte. Dies skizziere ich anhand zweier Untersuchungsgegenstände[39] aus der Pflegepraxis und zeige welche Forschungsfragen und welches Erkenntnisinteresse hierbei verfolgt werden. Um die theoretische Grundorientierung und die daraus resultierenden methodischen Konsequenzen zur Verfolgung jenes Erkenntnisinteresses geht es anschließend. Wie hierbei Erkenntnisse erlangt werden können, wird danach im Fokus stehen.

3.2 Der Vortrag

3.2.1 Die Soziologie

Die Soziologie bildet den aus den Geisteswissenschaften entstandenen Kern der Sozialwissenschaften. Im allgemeinsten Sinne lässt sie sich „als analytische Beschäftigung mit einer besonderen Problemstellung menschlicher Existenz, nämlich mit dem menschlichen Zusammenleben in all seinen Erscheinungsformen, Entstehungszusammenhängen und Folgewirkungen" (Hitzler 1997:5) begreifen. Mit dem Bild eines Hauses zeigt Ronald Hitzler (vgl. 1997:6/8) die Struktur, die den Wirklichkeitsausschnitt, den Soziologie zu analysieren hat, eingrenzt. Als Dach der vielen soziologischen Einzelgebiete nennt er die Geschichte des (alltäglichen) Zusammenlebens der Gattung Mensch. Soziologische Grundbegrifflichkeiten seien dabei das Fundament, um sich überhaupt erst verständigen und präzise ausdrücken zu können (vgl. ebd.:5). Da-

---

[39] Die Vermittlung eines demenzspezifischen Kommunikationskonzeptes, die Integrative Validation, untersuche ich im Rahmen meiner Dissertation. Die Untersuchung zur Anwendung dieses Kommunikationskonzeptes wurde im Rahmen einer BMBF geförderten Studie an der Hochschule Fulda durchgeführt (Dammert et al.), in der ich als wissenschaftliche Mitarbeiterin arbeitete.

rauf ruhen zwei Säulen: soziologische Theorien und empirische Sozialforschung mit ihren unterschiedlichen Absichten. Die Verbindung zwischen Theorie und Empirie wird durch die speziellen „nur mäßig sortiert[en]" (ebd.:7) Soziologien gewährleistet, wobei die jeweiligen Techniken, Instrumente und Verfahrensweisen zur Generierung soziologischer Daten der fortwährenden Entwicklung unterliegen (vgl. Hitzler 1997:9).

Nachdenken und Erleben

Weder gibt es eine einheitliche Definition, noch *die eine* Empirie. Die einen erfassen menschliches Zusammenleben, die anderen wollen es verändern. Die einen erforschen die Relevanzen der Erforschten, die anderen erforschen ihre jeweils eigenen Relevanzen. Die konkreten Untersuchungsgegenstände lassen sich nicht übersichtlich den unklar sortierten, speziellen Disziplinen zuordnen und es gibt eine Vielzahl von Paradigmen. Aber eines ist sicher, es geht um die Gattung Mensch beziehungsweise um dessen Zusammenleben in all seinen Erscheinungsformen, für dessen Verstehen es die Rekonstruktion - bestenfalls der gesamten - historischen Genese bedarf. Wer oder was der Mensch ist, also welche „wesentlichen - bzw. strukturellen - Qualitäten" (Hitzler 2017a:254) für Menschen geltend gemacht werden, frage ich mich heute mehr als je zu vor. Und auch die, und noch dazu alle Erscheinungsformen, die er zur Verfügung hat, scheinen unterschiedlicher zu sein, als ich bisher angenommen hatte. Derartig gelagerte Verstehens- und Orientierungsprobleme scheinen auch die Studierenden im Rahmen des Vortrages zu haben. Zum Ausdruck kam dies durch die Fragen nach der Wissenschaftlichkeit der eigenen Profession und nach einer Erklärungsgrundlage gegenwärtiger gesellschaftlicher Phänomene. Zudem zeigten sich vornehmlich Unklarheiten bezüglich der Unterschiedlichkeit verschiedener Theorien und deren Zielen. Als *typisch* kristallisierte sich die Frage nach dem praktischen Nutzen der jeweiligen soziologischen Theorie heraus.[40] Jene Fragwürdigkeit deckt sich mit meiner Vermutung, dass therapeutisch-praktisch sozialisierte Menschen ein vergleichsweise ausgeprägteres Interesse am Verändern haben, als am schlichten Erfassen menschlichen Zusammenlebens, was im Hinblick auf die empirische Zielsetzung klar zu differenzieren und zu bestimmen ist. Was ich als Hinweis aus den Recherchen meines eigenen Lernprozesses mitnehme und mitgebe ist, dass man grundsätzlich gut daran täte, sein Interesse der Geschichte, der Philosophie, der Anthropologie und der Erkenntnistheorie zu widmen. Als Alternative eruierte ich in meinem Problemlösungshandeln die Strategie, sich mit Menschen zu umgeben, die viel über Soziologie wissen, aber vor allem auch Freude daran und Wissen dazu haben, wie man Wissen für eben jene nützlich und verständlich macht. Während vermutlicherweise jeder Studierende Möglichkeiten entwickelt, seine Wissenslücken zu füllen und seine Fragen zu stillen, um die von ihm erwarteten Kompetenzen zu erfüllen, steht dahinter wohl primär die Pflicht, den didaktischen Wissenskorpus des jeweiligen Faches zu eruieren und zu wissen, wie er zu vermittelt ist. Um die wechselseitige Bedeutung von Theorie und Empire zu verstehen, zeigt die Analyse, dass die Gestalt und der Aufbau der Soziologie zumindest in Grundzügen zu vermitteln ist.

---

[40] Folgende Frage wurde von einem der Teilnehmer gestellt: „(…) man will ja erreichen, dass man das Seminar, dass die Funktion der Seminarleitung verbessert wird, das wäre ja auch zum Beispiel ein Ziel (…), um dann letztendlich das Konstrukt zu verbessern. Gibt es da ein Vorgehen? (…) dafür muss ich ja Instrumente haben, ja okay damit verbessere ich es und damit mache ich es schlechter (…). Wie geht man da vor?

3.2.2 Definition und Gegenstand der Soziologie

Max Weber ist sicherlich als eine der prägendsten Figuren der Soziologie bis in die Gegenwart zu bezeichnen. Das „soziale Handeln deutend verstehen und dadurch in seinem Ablauf und in seinen Wirkungen ursächlich erklären" (Weber 1921/1972:1) ist seine weitverbreitete Beschreibung der Soziologie, mit der er das *soziale Handeln* als *den* Gegenstand der Soziologie benennt. „'Handeln' soll dabei ein menschliches Verhalte*n* heißen [...], wenn und insofern als der oder die Handelnden mit ihm einen subjektiven Sinn verbinden. ‚Soziales' Handeln aber soll ein solches Handeln heißen, welches seinem von dem oder den Handelnden gemeinten Sinn nach auf das Verhalten anderer bezogen wird und daran in seinem Ablauf orientiert ist" (Weber 1921/1972:1). Gemäß Weber ist der subjektiv gemeinte Sinn dann das, was die Handelnden mit ihrem Handeln verbinden (Weber 1921/1972:1), woraus Alfred Schütz als Problem der Sozialwissenschaften schlussfolgert, eine methodologische Grundlage dafür zu finden, den Prozess der Sinnsetzung und der Sinndeutung sowie die Beschaffenheit von menschlichem Wissen zu analysieren und „menschliches Handeln >>kausal<< zu erklären" (Schütz, 1972:10f.).

Nachdenken und Erleben

Die Definition der Soziologie gehörte nicht zum gehaltenen Vortrag. Analog zu meiner Schwierigkeit als Lernende die Bedeutung der Begriffe zur Beschreibung der Soziologie und deren Gegenstand verstehen und nutzen zu können, drängten auch die Workshop Teilnehmenden auf eine genauere Bestimmung des Begriffes „Handeln" in Abgrenzung zum „sozialen Handeln" und „Verhalten". Sich mit Hilfe soziologischer Fachterminologie präzise ausdrücken zu können, scheint für die Pflegestudierenden hier ebenso von Bedeutung zu sein. Auch wenn die Sprache der Soziologie auf den ersten Blick zugänglich wirkt, kann der Gegenstand - so Ernst et al. (2002:18) - erst durch die Bezugnahme zu unterschiedlichen Definitionen, Theorien, Studien und Methoden in soziologischer Perspektive erscheinen. Die Fragen der Studierenden machen erkennbar, dass ein oberflächliches Verständnis der verwendeten Begriffe noch lange nicht mit einem Verstehen der soziologischen Fachsprache gleichzusetzen ist. Ein gezielter Einsatz von Ressourcen der Soziologie könnte - so gesehen - Pflegestudierende in ihrer akademischen Qualifizierung stärken.

3.2.3 Theoretische Basis

Das Verständnis von menschlichem Zusammenleben in allen Formen seines Erscheinens, seines Entstehens und seinen Wirkungen tatsächlich soziologisch zu denken, erfordert, so sagt es Ronald Hitzler, Wirklichkeit nicht nur als sozial konstruiert, sondern „als prinzipiell sozial konstruiert" (1997:11) zu begreifen. Wenn dem so ist, gilt prinzipiell auch, dass die Merkmale jenes Zusammenlebens so lange aus sozialen Bedingungen heraus zu erklären sind, so lange kein Gegenbeweis vorliegt (vgl. ebd.). Mit ‚spezifisch soziologisch sein‘, geht damit die exorbitante Herausforderung der Einnahme einer spezifischen Haltung einher: Die Haltung des permanenten Zweifelns - eben auch gegenüber den sichersten Sicherheiten und den wirklichsten Wirklichkeiten - insbesondere an der eigenen Position. „Künstlich dumm sein" (Hitzler 1997:12) ist jene Bezeichnung von Ronald Hitzler, die methodisch erlaubt und erfordert, das zu tun, was man weder möchte und wenn man es möchte, eigentlich gar nicht darf - nämlich dumm sein. ‚Künstlich dumm sein‘ im hier gemeinten Sinn ist hingegen, wenn man sein ‚künstliches dumm sein‘ nicht nur dummerweise nicht verliert, sondern sehr kontrolliert und gezielt stets wieder künstlich verliert. Diese Haltung, die Gewissheiten des üblichen und alltäglichen, des vertrauten und bekannten Denkens nicht zu verlieren, sondern zu hinterfragen, kann und gilt - oder (be-)darf es - zu erlernen. Die für die Wissenschaft verpflichtende Form des Zweifelns auch konsequent für die eigene Disziplin zu tun, ist das, was das spezifische Element des Denkstils ist, um den es auch bei der Analyse des hier *just in process zu lösenden Problems* ist: das Lehren von Methoden und Methodologien für Pflegestudierende.

Nachdenken und Erleben

Dass das Vermitteln und Erlernen jener selbstreflexiven Haltung der „künstlichen Dummheit" (Hitzler 1997:12) im Beforschen der eigenen ‚nicht fremden' Profession eine ganz spezifische Herausforderung ist, nehme ich sowohl beim Auswerten des ethnographischen Datenmaterials im Rahmen meiner eigenen Forschung, als auch bei den Studierenden beim gemeinsamen Interpretieren in Kleingruppen und beim Austausch im Plenum war. Auf Basis dieser beobachtungs- und audiographisch gestützten Deutungen meine ich meine Wahrnehmung insbesondere dort bestätigt, wo es darum geht, die in der eigenen Pflegepraxis gewachsenen Ansichten, Gewissheiten und Gewohnheiten zu hinterfragen. Während der Lehreinheit zeigten sich solche Stimmungen und Strebungen insbesondere dort, wo die Studierenden von ihren unterschiedlichen Erfahrungen in der Pflegepraxis erzählten. Jene Widerstände beim Hinterfragen, beim Zweifeln und beim Reflektieren bestehender Überzeugungen, Gewissheiten oder Ansichten und insbesondere beim Zulassen anderer ‚An-Sichten' mache ich mitunter am Stimmungspegel in der Gruppe fest. Das heißt normative Äußerungen wie „das machen wir schon immer so" oder „das klappt immer", die Lautstärke, die Anzahl der Redebeiträge und die Redegeschwindigkeit sind jene Merkmale, die ich bei den Studierenden als Hinweise dafür registriere, Anstrengungen und Zwiespälte zu haben, Gewohnheiten (auch) *anders* zu denken. Die methodologische Haltung des permanenten Zweifels insbesondere an der eigenen Position, scheint für die Pflegestudierenden ungewohnt und besonders herausfordernd zu sein, was sich mit meinem Erleben im Erlernen der *Haltung des permanenten Zweifelns* deckt. Vor diesem empirischen Hintergrund wäre zu diskutieren, wie jene Attitüde „künstlich dumm zu sein" zu lehren, zu erlernen, und zu praktizieren ist, wozu im Abschnit 'Explikation 3' eine Überlegung zu finden ist.

3.2.4 Untersuchungsgegenstand

Wenn alle Aspekte des sozialen Zusammenlebens der Menschen in Gemeinschaften und Gesellschaften den Gegenstand der Soziologie ausmachen und damit Phänomene des gesellschaftlichen Zusammenlebens der Menschen als sozialwissenschaftliche Aufgabe zu untersuchen sind, ist die *Pflege von Menschen*, deren Anzahl im Laufe des Lebens einen enormen Anteil einnimmt und zukünftig einnehmen soll, ein bedeutsamer Wirklichkeitsausschnitt unserer Gesellschaft. Um nur einen kleinen Eindruck zu geben: nach Maßgabe des Sozialgesetzbuch XI (SGB XI) bedurften bereits im Jahre 2015 86 Millionen Menschen Pflege. Die Pflege von bestimmten Menschen, nämlich von Menschen, deren Diagnose Demenz heißt, gilt nicht nur als eine der schwierigsten Aufgaben aufgrund bestimmter Veränderungen, die mit der Krankheit einhergehen, sondern auch aufgrund einer Prävalenz[41] (vgl. Kruse 2017:317), die einen immensen Anteil von Menschen betrifft. Um Einsichten in die Prozesse zu bekommen, wie wir mit jener Men-

---

[41] Die Anzahl demenzkranker Menschen beläuft sich in Deutschland derzeit auf ca. 1,55 Mio. Demenzen betreffen überwiegend Menschen des hohen Lebensalters. Die Prävalenz liegt in der Altersgruppe der 90-Jährigen und Älteren bei über 30 %. In der Altersgruppe der bei 65- bis 69-Jährigen liegt diese bei über einem Prozent (vgl. Heinze et al. 2015:137).

schengruppe umgehen, die allen Hochrechnungen zu Folge auch in Zukunft einen wesentlichen Anteil im Zusammenleben einnehmen wird[42], ging es in zwei Forschungsprojekten, die im Fokus meiner Lehreinheit standen. Diese nutzte ich dazu, um den Studierenden Einblicke in meine Forschungsaktivitäten zu geben und zu zeigen, was die skizzierte Haltung für die Pflegewissenschaften leisten kann.

Nachdenken und Erleben

Nicht nur mit Blick auf die Darstellung des eben vorgestellten Gegenstandes, ist unter Wissenschaftbetreibenden bekannt, dass die Einbruchgefahr auf dem wissenschaftlichen Eis mit einer guten Begründung der Relevanz des behandelten Gegenstandes sinkt. Eine typische Eigenschaft für das untersuchte Phänomen, scheint hingegen darin zu liegen, inwiefern der interessierende Wirklichkeitsausschnitt nicht ‚nur' für die Gesellschaft im Allgemeinen, sondern für die Pflegewissenschaften im Speziellen bedeutsam ist, dass es die Notwendigkeit begründet, es im Rahmen eines langjährigen Forschungprojektes, einer Dissertation, eines Vortrages und nun eines Sammelbeitrages, zu bearbeiten. Ausdruck bekam dies durch meine wiederkehrenden Bedenken, die Relevanz meines Themas[43] nicht ausreichend plausibilisieren zu können. Bezugnehmend auf Max Weber, dass sich das eigene Handeln am Verhalten der anderen orientiere (vgl. Weber 1921/1972:1), deutete ich die zustimmende Mimik der Gesichter und das Ausbleiben

---

[42] Bis zum Jahre 2050 ist den Szenarien der Weltgesundheitsorganisation zu Folge, von einer Verdreifachung der Anzahl demenzkranker Menschen auszugehen (vgl. Heinze et al. 2015:136).

[43] Die Darstellung der Relevanz der eigenen Forschung erweist sich, meinen empirischen Beobachtungen zu Folge, gerade in interdisziplinären Forschungseinrichtungen, wie beispielsweise dem Netzwerk Alternsforschung (NAR) der Universität Heidelberg, als besonders gewichtig.

von Nachfragen als Indikatoren dafür, die thematische Bedeutsamkeit in dieser Lehrsituation überzeugend plausibilisiert zu haben. Demenz und der Umgang damit, scheinen für Studierende der Pflegewissenschaft auch – oder gerade - unter soziologischer Betrachtung hinlänglich relevant. Was durch die beiden Forschungsprojekte im Handlungsfeld Pflege unter soziologischen Gesichtspunkten warum herausgefunden werden soll, bilden die Ausgangsfragen für den folgenden Abschnitt.

3.2.5 Hintergrund – Erkenntnisinteresse – Forschungsfragen

Da medizinische und pharmazeutische Möglichkeiten in Bezug auf ein Aufhalten oder Verändern dementieller Prozesse an Grenzen stoßen, sind pflegerische und psychosoziale Interventionen „zentraler und notwendiger Bestandteil der Betreuung von Demenzerkrankten und deren Angehörigen. Ansätze und Ziele dieser Verfahren sind wesentlich breiter als die der pharmakologischen Therapien" (BMFSFJ 2016:3). Aus methodischen Gründen und ungünstigen Finanzierungsbedingungen wird die Qualität existierender Studien zu einzelnen Verfahren geringer eingestuft als die Aussagekraft von pharmakologischen Studien. Um eine qualifizierte Pflege für demenziell Erkrankte zu sichern, soll seit 2003 die Entwicklung standardisierter Rahmenempfehlungen zum Einsatz und zur Effektivität spezifischer pflegerischer Maßnahmen dieser Situation entgegenwirken. Das *Validieren* ist eine der sieben Interventionen, die seit jenem Zeitpunkt anhaltend empfohlen wird (vgl. Bartholomeyczik et al. 2006:23). Unter drei existierenden Validationsformen gilt die Integrative Validation als besonders erfolgsversprechend (vgl. ebd.:87f.), weswegen sie im Fokus der beiden Forschungsprojekte steht. Zwei *Wirklichkeitsausschnitte* der menschlichen - und im speziellen der *pflegerischen - Sozialwelt*, in denen diese Intervention eine Rolle spielt, werden in den beiden Forschungsprojekten rekonstruiert. Zwei basale Fragen sind hierbei von Interesse. Zum einen, wie die Intervention Akteuren im Kontext der Altenpflege vermittelt wird und zum anderen, was bzw. wie diese von diesen Akteuren der Altenpflege umgesetzt wird.

Nachdenken und Erleben

Mit anhaltend großem Interesse schaut die Gesellschaft auf das Thema Demenz (vgl. BMFSFJ 2016). Interventionen werden beforscht und die Evidenzbasierung ist der Begriff, der auch die Pflegewissenschaftler immer wieder vor die Aufgabe stellt, ihr Handeln zu hinterfragen und zu beweisen (vgl. Behrens/Langer 2004). Grund genug dies auch für eine Intervention vorzunehmen, die als besonders hilfreich im Umgang mit Menschen mit Demenz erachtet wird. Umso irritierender ist, dass jene hochgehandelte, weit verbreitete und populäre Intervention weder in ihrer Effektivität nachgewiesen noch so kodifiziert ist, dass sie sowohl für die interessierte Öffentlichkeit, als auch für die Wissenschaft zugänglich, transparent und kontrollierbar ist. Dies sind die ausformulierten Überlegungen, die mir durch den Kopf gehen, um die Relevanz meiner Forschungstätigkeit und die Gültigkeit meiner Lehre vor den Studierende der Pflegewissenschaft zu rechtfertigen. Analytisch betrachtet handelt es sich um eine Argumentation basierend auf der Verwunderung über die unhinterfragte Akzeptanz einer vorgefundenen kulturellen Selbstverständlichkeit und Gewissheit; der Gewissheit mit der diese Intervention - namentlich die Integrative Validation - in der Gesellschaft zum Einsatz kommt. Es handelt sich auch um eine Argumentation bzw. Rechtfertigung der Relevanz des zu erwartenden Erkenntnisgewinns und der Legitimierung einer soziologisch - und zwar prinzipiell soziologischen - Perspektive. Denn nach der Verwunderung und dem methodischen Zweifel können möglicherweise fruchtbare Einsichten über die unhinterfragte Gewissheit in Blick auf das, was in der Pflege schon immer gelehrt und ‚alltäglich' angewendet worden ist, gewonnen werden. Verwunderung ist auch jene Stimmung, die ich bei den Studierenden an deren kopfschüttelnden und schmunzelnden Reaktionen interpretiere. Ausgehend vom Erleben der Teilnehmenden, im Kontrast zu meinem Erleben, zeigt sich für die untersuchten Studierenden in dieser Vermittlungssituation Verwunderung, Neugier und Wissbegier als charakteristisch. Dieses Deutungsresultat ergab sich aus den typischen Fragen der Teilnehmenden, wie es zu diesem Phänomen komme und wie dies erklärbar sei. Verwunderung, Neugier und Wissbegier können als *typische* Merkmale interpretiert werden, die dazu dienen, das eigene Erkenntnisinteresse herauszufinden und zu begründen, warum und für wen die eigene Forschungsarbeit nicht nur relevant, sondern auch wo sie genau zu verorten ist. Jene Merkmale spielen insbesondere in der Philosophie eine wichtige Rolle. Die Aufgabe des Staunens und der Verwunderung ist, wie sie in der theoretisch begründeten Haltung des methodischen Zweifels ebenfalls zu finden ist, sieht Aristoteles beispielgebend darin, dass sie den Menschen erst dazu bringe, nach den Ursachen für unbekannte und ungeklärte Erscheinungen zu suchen. Und jene Verwunderung ist es, die Aristoteles zu Folge erst zu Wissbegier und Neugier führe (vgl. Calvert 2011:144ff.). Sie ist es, die dazu dient, sich im *Denken zu wagen* (Kant 2017). Angesichts dieser zwar noch wenigen empirischen Befunde wäre eine Reflexion zu den Formen, wie jene Fähigkeiten des sich Wunderns und des Staunens gelehrt und angeregt werden können, wünschenswert. Erst die Ausbildung jener Fähigkeiten gibt den Anstoß über das, was um einen existiert und was existieren könnte, etwas erfahren zu wollen. Da sich jene Sorge um die Phänomene der Welt von der Michael Foucault in seinem Werk „Der maskierte Philosoph" (Foucault 1980:128)

spricht, als ein typisches Merkmal der Studierenden in der
Lehreinheit zeigte, gilt es folglich diese im Rahmen der Ausbildung
ernst zu nehmen.

3.2.6 Theoretischer Rahmen und methodologische Implikationen

Bestimmt man wie hier das Objekt der Beobachtung als soziales
Konstrukt und folgt dem Verständnis „dass gesellschaftliche Wirklichkeiten das Ergebnis menschlicher Praxis über Generationen
hinweg sind" (Luckmann 2006:10), die das Sozialleben durchdrin-
gen, sind die Orte, wo Antworten auf die Forschungsfragen zu
finden sind, vorgezeichnet: Orte wo die Integrative Validation praktiziert wird und Orte wo diese vermittelt wird. Im Konkreten bedeutet dies für die beiden Studien unterschiedliche institutionelle Einrichtungen im Kontext der Demenzpflege, wie es vorrangig Alten-
heime sind und Räumlichkeiten in den Altenpflegeeinrichtungen, in
denen die Mitarbeitenden ausgebildet bzw. fortgebildet werden.
Einen methodologischen Zugang zur Analyse „des Vollzugs der
alltäglichen Arbeitsaktivitäten" (Heath et al. 2016:191) in Institutionen, findet sich in der Ethnographie. Innerhalb unterschiedlicher
ethnographischer Zugänge richten die Workplace Studies ihren
Blick darauf, wie Interventionen zum Vollzug von Handlungen und
Interaktionen beitragen und wie sie durch ihre Verwendung für die
Handelnden Bedeutung erlangen (vgl. ebd.). Liegt die theoretische
Annahme zu Grunde, dass Menschen wissensgeleitet und wis-
sensgenerierend handeln, deren subjektiver Sinn jedoch grundsätzlich verborgen bleibt (vgl. Hitzler 2007c, [12]) und wenn es
darum geht, die wesentliche Sinnhaftigkeit und Geschichtlichkeit
dieser Handlungsprozesse zu bewahren und nicht zu zerstören, da
Thomas Luckmann folgend „zuverlässigstes Wissen über diese
Wirklichkeit" (2006:25) eben aus deren Rekonstruktion kommt,

müssen Daten möglichst natürlich gesammelt und rekonstruiert werden. Die Menschen, bei denen die Antworten zu finden sind, werden dann Lernende und diejenigen, die die Intervention anwenden sowie vermitteln - in diesem Fall professionell Pflegende und professionelle Trainerinnen und Trainer der Integrativen Validation - sein. Die anzuwendenden Instrumente, um deren Wissen zu erfahren, müssen nicht-standardisierte Methoden sein. Aufspüren, erkunden, deuten und beschreiben sind die Dinge, die man mit den unterschiedlichsten nicht-standardisierten Verfahren idealerweise teilnehmend tut, wenn man Ethnographie betreibt (vgl. Douglas 1976). Um die sozialen Praktiken der Sozialwelt Altenpflegeheim und um die sozialen Praktiken der Fortbildungswelt auf ihren Eigen-Sinn zu erkunden (vgl. Hitzler 2002 [25]), begaben wir uns deswegen in die jeweiligen Felder und hielten uns, wie es als wichtigstes Kriterium der Ethnographie beschrieben wird, über längere Zeit darin auf (vgl. Knoblauch 2001:125). Geleitet vom wissenschaftlichen Interesse, was und wie die Integrative Validation inszeniert und vermittelt wird (Projekt 1)[44] und wie sich die Integrative Validation in der Pflegepraxis bei Mitarbeitenden in der stationären Altenpflege zeigt und sich auf deren Pflegepraxis auswirkt (Projekt 2)[45], entwickelten sich zwei eigenständige For-

---

[44] Es handelt sich um meine laufende Dissertation - eine videogestützte ethnographische Rekonstruktion der Integrativen Validation - an der Technischen Universität Dortmund in Kooperation mit dem Netzwerk Alternsforschung der Universität Heidelberg. Von Interesse ist die (Inszenierung von) Wissensvermittlung im Schulungskontext von Mitarbeitenden in der stationären Pflege und Betreuung von Menschen mit Demenz, mit dem Ziel den spezifischen Typus der (Inszenierung von) Wissensvermittlung, zu rekonstruieren. Die Handlungsprobleme, die sich im Kontext der Wissensvermittlung von Mitarbeitenden in der stationären Demenzbetreuung zeigen, und wie diese mit dem in Rede stehenden Schulungskonzept von der Schulungsleiterin gelöst werden, gilt es u.a. zu beforschen. Die theoretischen und methodischen Herleitungen und Darstellungen dieses Vorhabens sind Teil dieses Beitrags.

[45] Hierbei handelt es sich um die Studie „zur Wirkung emotionsorientierter Kommunikationsansätze in der Betreuung von Menschen mit Demenz, in institutionel-

schungsdesigns nach dem Prinzip des „Theoretical Sampling" (vgl.
Strauss/Corbin 1990:176ff.; Corbin/Strauss 2008:143ff.) In Kürze
meint dies einen Forschungsprozess, in der die Datenerhebung,
Datenauswertung und Theoriebildung orientiert an den Relevanzen des Untersuchungsfeldes zirkulär vollzogen werden, um die
Theorie sukzessive zu sättigen und empirisch zu begründen. Die
Beobachtungen bezüglich der Anwendung der Integrativen Validation entstammen einer Feldarbeit, die über vier Jahre in sechs Altenpflegeeinrichtungen von meinem Kollegen und mir über jeweils
zwei Monate hinweg unabhängig voneinander durchgeführt wurden. Die Daten zur Erforschung der Schulungsinhalte und der
Vermittlung der Integrativen Validation, wurden in den Ausbil-
dungsräumlichkeiten einer Altenpflegeeinrichtung erhoben. Jene
ethnographischen Erkundungen (vgl. Hitzler/Gothe 2015) umfas-
sen teilnehmende Beobachtungen und beobachtende Teilnahmen,
Videoaufzeichnungen *natürlicher* Aktivitäten und Dokumente jegli-
cher Art sowie situative Gespräche und Interviews.

Nachdenken und Erleben

Die Vermittlung des Zusammenhanges zwischen Theorie und Methodologie scheint für die Teilnehmenden eingängig und nachvollziehbar zu sein, was meinem Erleben während der Lehreinheit und
bei der Reflexion meines Lernerlebens gleichkommt. Beim Thema
,Betreiben von Ethnographie' registrierte ich eine subtile Ge-
schwätzigkeit, eine unterschwellige Geräuschkulisse und verein-
zelte Kontaktaufnahmen untereinander, die sich durch die Blick-
und Rumpfausrichtungen indizieren ließen. Jene Stimmungsver-

---

len Pflegesituationen EMOTI-KOMM", in der ich als wissenschaftliche Mitarbeiterin arbeitete. Das BMBF geförderte Drittmittelprojekt wurde im Anschluss an die
Vor-Arbeiten von Anne Honer an der Hochschule Fulda von 2010-2014 fortge-
führt (Dammert/Keller/Beer/Bleses 2016).

änderung von Ruhe zu Lebendigkeit und Belebtheit, zeigt sich
sowohl für die Vermittlungssituation, als auch für mein Lern- und
Lehrerleben als typisch. Die charakteristischen Merkmale der Ethnographie, wie in das Forschungsfeld zu gehen, sich mehr oder
weniger unvorbereitet darauf einzulassen und einzutauchen und
die dafür notwendigen nicht-standardisierten Methoden anzuwenden, evozierten Reaktionen, die ich mitunter als Ausdruck der Ent-
lastung, im Sinne einer Reduktion des Handlungsdruckes etwas
können zu müssen oder etwas dafür tun zu müssen, interpretiere.
Die positive Resonanz von Seiten der Studierenden lässt einen
Zusammenhang zu deren berufsbedingten Nähe zu Menschen
vermuten. Eine Analyse jener Spezifik und Typik kann für die Lehre im Rahmen pflegewissenschaftlicher Studiengänge[46] als er-
kenntnisreich erachtet werden.[47] Auch vor dem Hintergrund der
steigenden Nachfrage nach einem soziologischen Lehrangebot
seitens nicht-soziologischer Studiengänge (vgl. Matthes
1973/2016), können jene Befunde zur Entwicklung eines ange-
messenen Lehrangebots nützliche Hinweise geben. Mit Verweis
auf den Appell der Robert Bosch Stiftung einen methodischen Zugang zu identifizieren, der die Pflege von anderen Handlungssys-

---

[46] Inwiefern eine Ausdehnung bzw. Verlagerung der Ethnographie in anwen-
dungsbezogene Studiengänge im Zusammenhang mit Veränderungen sozialwissenschaftlichen Forschungspraktiken steht, bedarf einer genaueren Analyse.
Entsprechend der dynamischen Verläufe von anwendungsbezogenen Studien-
gängen mit Soziologie als Bezugsdisziplin, liegt die sarkastische Vermutung nahe, dass die Beliebtheit ethnographischer Forschung als schnell anwendbares
und einfach zu erlernendes Forschungsinstrument besondere Popularität erfährt.
Dies ist mit Ethnographie aber nicht gemeint (vgl. u.a. Hitzler 2007a; Hitz-
ler/Gothe 2015).

[47] Beobachtungen im Rahmen der Forschungsprojekte geben Hinweise darauf,
dass das Ableiten von Maßnahmen, während des Betreibens von Ethnographie,
ein Merkmal von Wissenschaftlern der Pflegeforschung ist, wohingegen sich das
Unterlassen von Pflegehandlungen als Herausforderung erwies. Diese Beobachtung decken sich mit den Aussagen der Studierenden, mit dem Anspruch, ‚Best
Practice Interventionen' entwickeln zu wollen.

temen im Gesundheits- und Sozialwesen unterscheidet, lohnt es
sich offenbar diese empirische Spur weiterzuverfolgen.

3.2.7 Erkenntnisproduktion

Mit dem Verständnis, dass Theorien - im Sinne von Orientierungs-
hilfen - und empirische Forschung untrennbar bzw. voneinander
abhängig sind, ging es mir im Rahmen meines Vortrags jenseits
einer Diskussion um die Entwicklungen und Prüfung von Theorien,
vor allem um die Verknüpfung zwischen Theorie und Empirie (vgl.
Burzan 2018:7). Wie sich Forschungsvorgehen entwickeln können,
deren theoretisches Qualitätskriterium im Hinblick auf die eingesetzten Methoden darin besteht, „ob bzw. in welchem Maße sie
geeignet sind, die Relevanzen des anderen aufzuspüren und zu
rekonstruieren" (Honer 1993, S. 32) sollte der PowerPoint Vortrag
anhand eines Forschungsprojektes und meiner Dissertation
exemplarisch zeigen. Mehl und Eier hat der Bäckermeisters be-
sorgt. Ebenso hat der Ethnograph Daten verschiedener Art be-
sorgt. Die „Rekonstruktion [der Konstruktion von Wirklichkeit]"
(Berger/Luckmann 1969) fehlt jedoch noch. *Was mache ich* aus
der Anforderung „soziales Handeln deutend verstehen und
dadurch in seinem Ablauf und seinen Wirkungen ursächlich [zu]
erklären" (Weber 1921/1972:1), sprich: die Art und Weise, wie die
Fortbilderin während den Schulungen mit den teilnehmenden Al-
tenpflegerInnen Wirklichkeit konstruiert, in ihrem typisch gemeinten Sinn zu rekonstruieren[48], *jetzt wieder draus*? Gerade dann,
wenn die Sozialwissenschaften der grundlegenden erkenntnistheoretischen Frage, wie andere Menschen verstanden werden können, nachgehen, wohlwissend, dass kein Zugang zu ihrem Bewusstsein möglich ist (vgl. Hitzler/Eberle 2000:112f.) und Sinn im
Allgemeinen - so auch der Sinn, der den Handlungen der Fortbil-

---

[48] Hierzu erste empirische Einsichten in Keller/Ziegler (2018) und Keller (2018).

derin zu Grunde liegt, sich „nicht einfach auszählen" (Soeffner 1989:7), sondern nur annähernd auslegen lässt (ebd.). Rekonstruieren meint Deuten und Interpretieren. Und deuten und interpretieren hängt letztendlich vom Interpreten bzw. hier von der Interpretin ab.

Nachdenken und Erleben

Diese Situation führt mich im Erlernen und Praktizieren von Soziologie zu lang vergrabenem Wissen um Tragödien. Denn, „da steh ich nun, ich armer Tor, und" fühle mich theoretisch zwar „so klug als" nie, handlungsfähig hingegen „als wie" und unter Druck als nie „zuvor". Es ist (fast) Faust. Es ist der erste Teil und es ist Nacht. Dies lässt auf einen zweiten erhellenden Teil hoffen, wozu sich ein erster Hoffnungsschimmer bereits im folgenden Zitat desgleichen findet: „Grau, teurer Freund, ist alle Theorie. Und Grün des Lebens goldner Baum" (Goethe 1986, Vers 2039:57). So steht es zwar in Goethes Faust, nicht oder nur selten hingegen in Theoriebüchern, die die Ausbildung begleiten. Das Zitat kann auch im Hinblick auf die als typisch rekonstruierten Probleme, sowohl aus Sicht der Lernenden, als auch aus Sicht der Lehrenden, etwas Erhellendes beitragen. Denn wie man interpretieren lernt und konkret tut, ist das, was typischerweise - ausgehend von ihren Fragen - für die Promovierenden von Interesse ist. Wie man wiederum Interpretieren lehrt, ist das, was den Lehrenden bedeutsam ist und wie man Interpretieren lernt, tut, lehrt und das Interpretierte legitimiert, ist das Problem (einer) Soziologiepromovendin, die gerade im Reflexionsprozess bezüglich der am 22.01.2018 stattgefundenen Lehreinheit ist. Diesem Problem gehe ich nun nach.[49]

---

[49] Um Phänomene zu erklären, sei Helmuth Plessner zu Folge, der Versuch angezeigt, „sie in ihrem ursprünglichen Erfahrungsbereich zu verstehen" (Plessner

3.2.8 Interpretieren und Deuten

Auslegen und Deuten sind keine soziologische Erfindung. Auslegen und Deuten gehören zu den „grundlegenden Konstitutionsbedingungen menschlicher Sozialität" (Soeffner 1989:7). Die Fertigkeiten und Fähigkeiten stehen jedem einzelnen von uns bereits *zur Verfügung* (ebd.). Jener Gedanke von Hans Georg Soeffner, gewissermaßen naturgegeben auslegen und deuten zu können, könnte Vertrauen schenken, dass die Fähigkeit zu interpretieren jedem intutiv gegeben ist. Seine Worte gehen jedoch weiter: „(…) bevor wir es gelernt haben, unseren Blick durch eine wissenschaftliche Einstellung zu methodisieren oder - im Extremfall - zu deformieren" (ebd.). Methodisch kontrolliert und hermeneutisch reflektiert sollen die fixierten Daten in ihren tieferliegenden Sinn- und Bedeutungsschichten durchdrungen werden. Und der Vorgang soll - dem wissenschaftlichen Güterkriterium der Transparenz folgend - intersubjektiv nachvollziehbar gemacht werden (vgl. Hitzler 2007a:214f.). Nicht alltäglichen, sondern wissenschaftlichen Kriterien folgend, nicht pragmatisch, sondern methodisch angeleitet geht es idealerweise darum, eine ‚bedeutungsgleiche' Transformation eines Datums, so z.B. eine Textstelle, „in einen anderen, abstrakteren Text" (Reichertz 2013:64) jenseits der Idiosynkrasien anderer, so auch des Forschers, zu vollziehen, um Typen von Welterfahrung zu konstruieren (vgl. Hitzler 1997:17). Die Deutungstiefe steht dabei in Abhängigkeit der jeweiligen Stufe der Abstraktion (vgl. Reichertz 2011:2).

1982:229). Forschungstechnisch meint dies, die Frage danach, was dem Untersuchten typischerweise wichtig ist.

Nachdenken und Erleben

Wenn Interpretieren einerseits eine 'Gott gegebene', subjektinhä-
rente und so zu sagen unsichtbare Fähigkeit meint und anderseits
hingegen Kontrollierbarkeit, Transparenz und Erlernbarkeit will -
worum geht es dann und wie kann *es gelehrt,* erlernt und getan
werden? Vielleicht lässt es sich besser - und dieser Schritt ist erneut als Nachtrag des Vortrags und im Rückblick auf den eigenen
Lernprozess als Promovendin zu verorten - wieder in Analogie[50]
zum Bäcker begreifen: Der Unterschied zwischen „Brötchen backen" (können) und Brötchen essen (können) lässt uns verstehen,
dass uns das Essen von Brötchen keine Kenntnisse über das Backen von Brötchen gibt. Der Laufkundschaft eine mit den unterschiedlichsten Brötchen bestückte Ladentheke zu präsentieren,
dass ihnen das Wasser im Mund zusammenläuft und den Lesern
einen abstrakten soziologischen Text vorzulegen, gibt dem in Rede stehenden Subjekt (der lehrende Soziologe) weder Kenntnisse
was wie hergestellt wurde[51], noch muss es nachvollziehbar, verständlich und plausibel sein. Wünschenswert ist daher die Einstellung eines ‚Lehrmeisters', der nicht nur Leckeres backt und prä-
sentiert, sondern alles beibringt, was er darüber weiß und was es
seinem Ermessen zu folge braucht und hilft, Grundkenntnisse zur

---

[50] Die Analogie und die Metapher werden als besonders bedeutsame Elemente
der Wissensgenerierung und Wissensvermittlung beschrieben (vgl. Kuhn
1993:540). Nonaka und Takeuchi gehen davon aus, dass "Trough metaphors,
people put together what they know in new ways and begin to express what they
know but cannot yet say" (2004:38). Im Prozess der Wissensaneignung dienen
Analogien dazu, die Teilnehmenden zu motivieren, aktiv teilzunehmen und kreati-
ve Prozesse in Gang zu setzen. Eine wesentliche Funktion besteht darin, Unbe-
kanntes oder Abstraktes in bekannten Begriffen auszudrücken (vgl. Kuhn
1993:540), um unbekannte Konzepte zu erschließen, verständlich zu machen, zu
definieren und von anderen Konzepten abzugrenzen (vgl. Hundt 2000:362).
[51] Ronald Hitzler erachtet den Erwerb von Grundkenntnissen in der Produktionslogik von Soziologie auch dann als wesentlich, wenn Soziologie nur ein Teil des
Studiums darstellt (vgl. 1997:17).

Herstellung und zum Beherrschen des Handwerks zu erwerben. Übertragen auf diese Lehrsituation zur Vermittlung methodologisch-methodischer Aspekte bedeutet das, Grundkenntnisse in der Produktionslogik von soziologischen Ergebnissen zu vermitteln und zu erwerben (vgl. Hitzler 1997:13).

Nachdenklicher Abriss

An jener Stelle endet der Vortrag am 22.01.2018. An jener Stelle endet die Lehreinheit jedoch nicht. „Dem Vortrag folgte eine *Arbeitsphase*, in der sich die Studierenden in Gruppen zentrale Schritte der hermeneutischen Sequenzanalyse erarbeiteten" sind die Worte, die es über die Lehreinheit[52] zu lesen gab. Die dringlichste Frage von Seiten der Teilnehmenden, nach der Arbeitsphase in Kleingruppen im Rahmen der Diskussion mit dem Vertreter einer anderen methodologischen Sicht, war die, „was die Differenz zwischen den Methoden eigentlich ist." Diese öffentliche Darstellung deckt sich mit der Interpretation der Daten meines eigenen Erlebens, den Wechsel der *Vermittlungsstrategie vom Vortragen* und *Präsentieren* zum *gemeinsamen Arbeiten in Kleingruppen am Material*[53] als besonders *typische* Eigenschaft der Lehreinheit zu rekonstruieren. Und jene Fragen der Teilnehmenden, was die Dif-

---

[52] Bei den Studierenden kam dieser Darstellung zu Folge, das Herausstellen und Präzisieren von Differenzen und Gemeinsamkeiten der unterschiedlichen rekonstruktiv-interpretativ arbeitender Verfahren sowie die einprägsame und lebendige Darstellung von Forschungspraxis und erzielten Ergebnissen besonders gut an

[53] Die Zuteilung in die jeweilige Kleingruppe ergab sich durch ein Auszählverfahren. In einer der Kleingruppen saß einer der Referenten, der über Interpretationsexpertise und Spezialkenntnisse verfügt. Er hielt sich im Hintergrund. Eine feste Struktur mit bestimmten formalisierten Rollen gab es nicht. Vor dem Hintergrund der gestellten Aufgabe und der methodischen Vorgaben, wie sie im Vortrag dargestellt wurden, fungierte ich als Ansprechpartner für aufkommende Fragen oder Unklarheiten. Die Ausgestaltung des Interpretationsprozesses und der Präsentation der Ergebnisse im Plenum wurde von den Gruppenmitgliedern eigenverantwortlich ausgestaltet.

ferenz der Methoden betrifft, deckt sich mit der Interpretation der Daten meines eigenen Erlebens, das Lehren, Lernen und Plausibilisieren des Produktionsprozesses, mit Blick auf die Kriterien fachwissenschaftlichen Arbeitens als typisch zu lösendes Problem für diesen Workshop zu eruieren. Da wissenschaftliches Interpretieren den Kern soziologischer Analysen bildet, gilt es folglich zu eruieren, *wie wissenschaftliches Interpretieren zu vermitteln (und zu erlernen) ist.* Darüber warum genau das stattgehabte Wissensvermittlungsformat „Workshop" angeboten wurde bleibt zu spekulieren. Dass ich genau auf diese Art und Weise gelehrt habe, lag möglicherweise einfach daran, dass ich es nicht anders kann. Oder es ist vor dem theoretischen Hintergrund, der nun folgt, die Antwort auf das eben genannte Problem, das ich anschließend mit einigen Explikationen zu erklären versuche.

4. Perspektivenwechsel

Das soziologische Erkenntnisinteresse richtet sich auf die Probleme menschlichen Zusammenlebens und wie diese gelöst werden. Die erkenntnistheoretische Basis um zu verstehen, wie Menschen an sozialen Konstruktionen der Wirklichkeit mitwirken (vgl. Hitzler 1997:18), liefert das Thomas-Theorem. Im Theorem werden Situationen und die daraus resultierenden Handlungskonsequenzen maßgeblich durch *das Erleben* des Akteurs definiert. Nun resultieren aus den gegenwärtigen Individualisierungsprozessen Handlungsprobleme sehr komplexer Qualität (vgl. Beck 1997). Demnach unterliegen viele unterschiedliche Handlungsfelder einem kontinuierlichen Wandel, woraus vielfältige Handlungsprobleme für den einzelnen Menschen erwachsen (ebd.). Kunterbunt und hochkomplex ist auch das sozio-kulturelle Pflegegeschehen, an dem sich der Einzelne in vielfältiger Weise zu unterschiedlichsten Lebenszeitpunkten, mit verschiedensten Biographien beteiligen kann.

Kunterbunt und hochkomplex ist auch das sozio-kulturelle soziologische Geschehen, an dem sich der Einzelne, wie beispielsweise hier *als* Gesundheitswissenschaftlerin, *irgendwie* beteiligen kann. Den ‚seine Situation selbst definierenden' Menschen als einen Rollenspieler unter anderen Rollenspielern zu verstehen, der Probleme im menschlichen Zusammenleben zu lösen hat (vgl. Goffman 1983), ist die Grundlage des empirischen Forschungsprogramms, dem ich als lehrende Soziologiepromovendin in übender Absicht ‚by doing' gerade folge. Im Hinblick auf jene Theorie gilt es die Problemlösungstechniken, die daraus resultieren, zu rekonstruieren. Jenes wissenssoziologische Forschungsprogramm das ich meine, begreift seine Akteure als „Rekonstrukteure von Lebenswelten im Wandel" (Hitzler 1997:15), die methodologisch und methodisch *lebensweltanalytische Ethnographie* (Hitzler/Honer 1988; Hitzler/Eisewicht 2016) betreiben (siehe 2.4). Die Pflege ist jene *Lebenswelt im Wandel*, in der ich mich am 22.01.2018 *existentiell involviert* als Rekonstrukteurin begreife, in der es das Problem *Methodologien und Methoden im Pflegekontext zu lehren,* mit Blick auf die Relevanzen um die es geht, zu lösen galt. Dafür wende ich als Übende das besagte Forschungsprogramm an und biete das Ergebnis inform dieses Beitrages - als *Testbrötchen* - zur Anregung und Dikussion an. Im Ausprobieren und Praktizieren wende ich zugleich eine Lernmethode - sprich ‚im Tun und Er-leben zu lernen' - an, mit der Gefahr Fehler zu machen oder gar zu Scheitern. Dargestellt und beschrieben habe ich die Inhalte und mein Vorgehen der Wissensvermittlung. Der *PowerPoint gestützte Vortrag* fungierte als zentrales Element der Wissensvermittlung dazu, den Zusammenhang zwischen theoretischen Grundannahmen und dem sich daraus entwickelnden Forschungsvorgehen darzustellen. Er rankte sich thematisch um zwei empirische Forschungsprojekte. Das Aushändigen empirischer Daten aus dem eigenen Forschungsprojekt, wurde zur gemeinsamen Arbeit am Material in

Kleingruppen genutzt. Der *PowerPoint gestützte Vortrag* und das anschließenden *gemeinsame Interpretieren* am mitgebrachten Datenmaterial, sollen im Rahmen dieser Lehrsituation als kommunikative Gattungen[54] verstanden werden, die sich in ihren Funktionen teilweise überschneiden. Als kommunikative Gattungen bezeichne ich den Mix aus Vortrag und Interpretationsgruppe deswegen, da ich vermute, dass sie nicht nur mir zur Bewältigung spezifischer Handlungsprobleme in der vorgefundenen pflegewissenschaftlichen Lebenswelt im Wandel dienen. Die Analyse des Vortrags ergab einen Einblick *was und wie* im Rahmen des Workshops für Pflegestudierende gelehrt wurde. Die Situationen, in denen von Seiten der Studierenden, analog zu meinem Erleben als Studierende, Irritationen auftraten, geben Hinweise auf das zu bearbeitende Problem, wie Lehrhandeln für Pflegestudierende funktionieren kann. Einschlägige Recherchen im soziologischen Fundus haben mir zumindest einige Lesarten geliefert, auf welche Handlungsprobleme dieses Vorgehen in der Lehreinheit - speziell der Wechsel vom PowerPoint gestützen Vortrag zum *gemeinsamen Interpretieren in Kleingruppen* - möglicherweise zurückführen ist. Anstelle einer Darlegung von Detailergebnissen[55], wird es sich daher um jene Explikationen drehen und in Ansätzen um eine Reflexion des *gemeinsamen Interpretierens,* als eine Lehrform im Pflegestudium gehen.

---

[54] Kommunikative Gattungen (Luckmann 1986) können als Formen und Muster beschrieben werden, die sich im kommunikativen Handeln ausbilden. Sie haben sich gesellschaftlich verfestigt und stehen dem Handelnden als Wissen zur Verfügung. Dabei dienen sie als Orientierungshilfe im sich rasch verändernden Kommunikationsfluss, um situativ wiederkehrende Probleme zu lösen (vgl. Knoblauch/Schnettler 2010).

[55] Eine Rekonstruktion des gemeinsamen Interpretierens konnte aufgrund einer bis dato nur bedingten empirischen Datenlage nicht durchgeführt werden.

5. Gemeinsam Interpretieren
Explikation 1: Verpflichtung zur Materialität

Wissenschaft erfordert Methoden. Dafür bedarf es das Wissen um Methoden. So notwendig eine theoretische Auseinandersetzung damit ist, ergibt sich deren Praktikabilität und theoretische Legitimation vielmehr daraus, „dass man sie in ihrem praktischen Verwendungszusammenhang, in der praktischen Forschungsarbeit explizit beschreibt und am Material begründet" (Soeffner 1985:109). Angesichts dieses Zitates, das ich vor allem als Hinweis darauf verstehe, dass soziologisches Arbeiten der Materialität verpflichtet ist und sich in der Analyse der Materialität konkreter Erscheinungsformen bewähren muss (vgl. Soeffner 1989:9), sehe ich eine Forderung, Voraussetzungen dafür zu schaffen, das Mitwirken an Forschungsaktivitäten bereits in der Lehre zu gewährleisten.

Explikation 2: Vielfalt der Verfahren

Soziologie gewinnt ihre Erklärungen durch (wissenschaftliche) Interpretation (vgl. Soeffner, 1989:53). Sie bildet den Kern ihrer Analysen. Dafür bietet die Soziologie mannigfaltige Verfahren. Die Frage nach dem fachwissenschaftlich plausibelsten Verfahren, wird von zahlreichen Soziologie Betreibenden auf einer Skala von ausreichend originell und hinreichend konventionell genug, um in der Profession akzeptiert zu werden, beantwortet (vgl. Hitzler 1997:11). Bestimmt vom Ziel und Datenmaterial der je eigenen Forschung wurden und werden von unterschiedlichen "Leitinterpreinterpreten" (Reichertz 2011:4) unterschiedlichste Hermeneutiken[56], die sich in ihrer Tiefenschärfen unterscheiden, entwickelt und gelehrt (ebenda). Die jeweiligen Programmatiken sind dabei meist in umfangreiche und bedeutungsvolle theoretische, wie epistemologische Ausführungen eingebettet, woraus sich wiederum die Form der Datenerhebung und Datenanalyse begründet. Folgerichtig bedarf es zur Auswahl der Methoden fundiertes Wissen über Theorien und Epistemologie. Der Trend zeigt hingegen eine Ablösung zwischen theoretischen Begründungen und spezifischen Methoden - insbesondere Interpretationspraktiken. Diskutiert wird deswegen, ob eine theoretische Vorbereitung überhaupt notwendig ist (vgl. Reichertz 2011:4)[57] und wenn ja, in welcher Form diese zu vermitteln ist, um auf eine bestimmte Methode zurückzugreifen. Im Hinblick auf die hervorgebrachten Ungewissheiten und Fragen der Studierenden bedarf es jener Diskussion auch im Zuge der Pflegeprofessionalisierung. Sowohl das Workshop-Format, als auch die einzelnen Lehrformen der unterschiedlichen Akteurinnen/Akteure innerhalb dieses Workshops[58], sind Beispiele für den Umgang mit diesem Problem zwischen Theorie und Methodik in Bezug auf das jeweilige Verfahren. Die Verbindung zwischen theoretischem Input mit darauf folgendem Erproben der Methoden und theoretischem Input mit darauf folgendem präsentieren methodischer Schritte und fertiger Ergebnisse, zeigte sich als typisches Vermittlungsformat. Die Kontaktsuche zu Expertinnen und Experten, wie Hochschullehrenden und "Leitinterpreten" (ebenda) der jeweiligen Verfahrensweisen, inklusive dazugehörender Methoden

---

[56] Bereits in diesem Workshop wurden mit der dokumentarischen Methode, der Praxeologie und der hermeneutischen Sequenzanalyse drei unterschiedliche Methoden vorgestellt.

[57] Sichtbar wird jene Diskussion insbesondere in Forschungsberichten, woraus hervorgeht, dass von der eingangs mit Theorien begründeten Methode in der tatsächlichen Analyse abgewichen wird (vgl. Reichertz 2011:4).

[58] Weitere Analysen bezüglich der genutzten Strategien können Erkenntnisse in Bezug auf die Vermittlungsformen im Kontext der Pflegewissenschaften geben.

und Theorien[59] sowie die Teilnahme an Forschungswerkstätten, in denen die jeweiligen Methoden gemeinsam praktiziert und am eigenen Datenmaterial erprobt werden können[60], zeigten sich als typisch von mir praktizierte Strategien, um die Potentiale der Methoden kennen zu lernen. Als typische Kontaktperson kristallisierten sich sowohl just promovierte Soziologen mit Forschungs- und Lehrtätigkeit, als auch Promovenden, vergleichbar mit mir in dieser Lehrsituation, heraus. Gedacht als Experten, die wissen, was zu tun ist (vgl. Dellwing 2014:96) und antizipieren, wie zu handeln ist, da sie vergleichbare Situationen selbst bereits durchlaufen haben, scheinen sie eine wichtige Funktion in der Vermittlung und im Erlernen von Interpretationsverfahren zu übernehmen.

Explikation 3: Reflexives Grundproblem

Durch das Kennen und Erlernen sowie Darstellen und Vorführen von Methoden werden die Probleme des Interpretierens jedoch nicht gelöst. Theorie und Praxis des Interpretierens liegen weit auseinander (vgl. Reichertz 2011:4). Das reflexive Grundproblem des Interpretierens bestehe vielmehr darin, für sich selbst und für andere durchsichtig zu machen, „wie er das versteht, was er zu

---

[59] Folgende von mir aufgesuchte Personen zähle ich zu Leitinterpreten in diesem Sinne: Dokumentarische Methode (Ralf Bohnsack, Iris Nentwig-Gesemann), Lebensweltanalytische Ethnographie (Anne Honer, Ronald Hitzler, Michaela Pfadenhauer) Konversationsanalyse (Jörg Bergmann), Gattungsanalyse (Berndt Schnettler), Grounded-Theory-Methodologie (Günter Mey), Hermeneutische Wissenssoziologie (Norbert Schroer, Angelika Poferl), Phänomenologie (Thomas Eberle, Ronald Hitzler), Sequenzanalyse (Joe Reichertz), Konversationsanalyse (Berndt Schnettler), Experteninterviews (Michaela Pfadenhauer), Metaphernanalyse (Rudolph Schmitt), Methodenpluralität (Nicole Burzan), Videografie (Hubert Knoblauch, Berndt Schnettler, Rene Tuma), Wissenssoziologische Bildhermeneutik (Stefan Raab), Wissenssoziologische Diskursanalyse (Rainer Keller)
[60] Im Rückblick erwiesen sich die Aussagen und Einschätzungen während Expertengesprächen insbesondere dann als besonders hilfreich, nachdem der Ratschlag handlungspraktisch nachvollzogen werden konnte. Das Mitmachen und Erfahren als Reflektion des Geratenen kann als typisch interpretiert werden.

verstehen glaubt, und wie er das weiß, was er zu wissen meint"
(Hitzler 2002, [24]).[61] Die im vorderen Teil theoretisch hergeleitete
Haltung, die ich angestrebt bin einzunehmen, besteht eben darin,
alle Normaleinstellungen zu sprengen und auch das anzuzweifeln,
was sich im Alltag schon immer bewährt hat (vgl. Hitzler 1997:12).
Wenn diese Attitüde lehr- und lernbar ist, es dazu aber „das wechselseitige Aufzeigen und Hinterfragen der je eigenen, in der Regel
biographisch gewachsenen Ansichten und Gewissheiten" (ebd.)
braucht und die von mir aufgesuchten Hermeneutinnen und Her-
meneuten raten ‚es einfach zu tun', müsste ein Signum der Lehre
sein, den Studierenden der Pflegewissenschaften dauerhaft und
verlässlich die Möglichkeit zum expliziten Umgang mit Daten und
deren Interpretation anzubieten. Eine Form der Wissensvermittlung zur Ausbildung jener Fähigkeiten würde folglich das 'Mit-tun'
und 'Er-leben' beim Interpretieren und Analysieren[62] gegen den
Deutungswiderstand anderer sein. Obwohl Gruppeninterpretatio-
nen seit Jahrzehnten zum Alltag qualitativer Sozialforschung gehören, so stellt es Joe Reichertz heraus, sei über deren Ausgestaltung der Konstruktion von Wirklichkeit nichts wissenschaftlich er-
forscht (vgl. Reichertz 2013:13).

Explikation 4: Diskursive Daten

So verstandene Interpretation braucht Daten von menschlichen
Handlungen oder Lebensäußerungen, die als Texte diskursiv aufgezeichnet sind (vgl. Soeffner/Hitzler 1994:43). Daraus erwächst
die Notwendigkeit empirische Daten überhaupt erst, und noch da-

---

[61] Im Rahmen des Vortrages wurde zur Auswertung und Validität der Daten folgende Frage von einer Teilnehmerin gestellt: „Die Entwicklung der Lesarten haben sie das alleine gemacht?"
[62] Das Arrangement sieht die Mitwirkung berufserfahrene Professioneller, Studie-
render, Novizen der Profession und Hochschullehrern vor" (vgl. Kraimer 2008, S.
46).

zu fixiert als Text, zu haben. Denn Interpretieren „kann nur dann zu einem kunstmäßigen Vorgang werden, in welchem ein kontrollierbarer Grad von Objektivität erreicht wird, wenn die Lebensäußerung fixiert ist und wir so immer wieder zu ihr zurückkehren können" (Dilthey 1900:318f.). Man könne sich beim Interpretieren, so Anselm Strauss „in hochfliegende Vorstellungswelten versteigen, vorausgesetzt, dass diese einen Bezug zur Wirklichkeit oder zum Datenmaterial haben" (Strauss 1994:233ff.) Das gemeinsamen Interpretieren, sowohl als didaktische Form das Interpretieren zu lehren, als auch zu lernen (vgl. Reichertz 2013:50), kann wie in meinem Fall der lehrenden und lernenden Soziologiepromovendin eine Möglichkeit sein, die eigene Wissenschaftlichkeit nicht nur intersubjektiv nachvollziehbar und qualitativ hochwertiger zu machen, sondern sich von der Gesundheitswissenschaftlerin mit Soziologie als Bezugsfach nach und nach, als Soziologin zu positionieren und zu legitimieren (vgl. Dausien 2007, [9]). Über die Wissensvermittlungsfunktion hinaus, wird bei dieser Lesart das gemeinsame Interpretieren zugleich als Lernstrategie und als Möglichkeit genutzt, das reflexive Grundproblem interpretierender Ethnographinnen und Ethnographen, sich unaufhörlich dem Deutungswiderstand anderer zu beugen (vgl. Hitzler 2002 [24]), zu lösen und die eigene Forschung zu legitimieren. Daten der eigenen Forschung zur Verfügung zu stellen, bedeutet jedoch auch, die Bereitschaft dies zu tun. Damit ist das Risiko verbunden nicht zu wissen, wer die Arbeitsergebnisse wie verwendet (vgl. Reichertz 2013:29)[63] und inwiefern das Untersuchungsgebiet, das der studentischen Forscherin ‚gehört' sich von anderen zu Eigen gemacht wird (vgl. Reim/Riemann 1997:230). Soll einerseits die Logik des Interpretierens am konkreten Gegenstand in jener Art und

---

[63] In seinen Ausführungen nennt Joe Reichertz die Langwierigkeit, potentielle Querulanten und ein schlechtes Arbeitsklima als weitere Kritikpunkte an der Gruppeninterpretation (vgl. 2013: 29).

Weise gelernt und gelehrt werden und anderseits die Beschränkt-
heit der eigenen Interpretation durch die Hinzuziehung weiterer
Interpretierender aufgebrochen werden, ist eine Haltung der kon-
kurrierenden, ich-zentrierten Einzelkämpferin hin zu einer konkur-
rierenden aber kooperativen Wir-Haltung aus Gründen besserer
Deutungsgüte (vgl. Steinke 2004:326) zu reflektieren. Diese Haltung zwischen Ich und Wir könnte auch im Pflegestudium von Bedeutung sein.

Explikation 5: Obliegenheit zur Selbstreflexion

„Wer über die Akte der Deutung nichts weiß und sich über ihre
Prämissen und Ablaufstrukturen keine Rechenschaftspflicht aufer-
legt, interpretiert - aus Sicht der wissenschaftlichen Überprüfungs-
pflicht - einfältig, d.h. auf der Grundlage impliziter alltäglicher Deu-
tungsroutinen und Plausibilitätskriterien" (Soeffner 1989:53). ‚Gute'
Methoden der Sozialforschung zu lehren und zu lernen, verlangt
Hans-Georg Soeffner zu Folge, den Vorgang des eigenen wissenschaftlichen Deutens zu betrachten, worin sich das reflexive
Grundproblem (vgl. Punkt 5.) des Interpretierens erneut findet. Es
gilt damit in der Ausbildung und Anwendung zwischen elaborierten
und adhoc-Methoden zu unterscheiden (vgl. Reichertz 2011, S.
6f.). Insbesondere für Lehrende impliziert dies, die eigenen Prämissen darzulegen und zu reflektieren, was sie genau tun.[64] Die
Auswahl der Methoden für die Lehre verpflichtet damit zur Selbstreflexion. Mit dem Anspruch der Pflege (eine) Wissenschaft zu
sein, geht die Obliegenheit einher, wissenschaftliche Kriterien zu

---

[64] Zu den elaborierten qualitativen Methoden zählt Jo Reichertz die Grounded
Theory, das Narrative Interview, die Ethnographie, die Konversations- und Gattungsanalyse, die objektive Hermeneutik, die Dokumentarische Methode, die
Diskursanalyse und die hermeneutische Wissenssoziologie (vgl. Reichertz 2011.
7).

erfüllen. Die Unklarheit der hier versammelten Promovierenden, was eigentlich der Unterschied und das Ziel der Methoden sei, kann möglicherweise die Einsicht vermitteln, klar zu kennzeichnen, um welchen Elaborationsgrad es sich bei der gelehrten qualitativen Methode handelt. Gerade im Zuge der Ausrichtung der Pflegewissenschaften im Hochschulkontext, kann das Elaborieren der Methode für das eigene Wissensgebiet und damit die Präzisierung der „Frage nach der Frage, auf die die Forschung eine Antwort produzieren soll" (Reichertz, 2013:9), möglicherweise eine praktische Konsequenz aus dieser kleinen, unvermittelten soziologischen Analyse sein.

Explikation 6: Notwendigkeit zum Hinterfragen und Anzweifeln

Sowohl für meine Zweifel daran, als Gesundheitswissenschaftlerin *fürwahr* soziologisch werden zu können, als auch für aufgekommene Fragen der Pflegestudierenden, soll folgendes Deutungsschema, das ich bei Ernst et al. (2002) gefunden habe, zum Verstehen helfen. Mit dem Beginn eines Soziologiestudiums als Gesundheitswissenschaftlerin begibt man sich in das kommunikative Feld einer fremden wissenschaftlichen Disziplin. Die Sprache der Soziologie wirkt vergleichsweise zugänglicher als die anderer Disziplinen, da sie uns gewissermaßen aus der Alltagwelt vertraut ist. Begriffe oberflächlich zu verstehen, liegt jedoch weit entfernt davon die soziologische Fachsprache zu verstehen. Erst durch deren Gebrauch lassen sich die Fachbegriffe erschließen und schaffen die Voraussetzungen, um sich im methodischen und methodologischen Feld (der Soziologen) kompetent bewegen zu können. Insbesondere Diskussionen über die eigene Disziplin hinaus, beschreiben Ernst et al. (2012) als besonders bedeutsam, da kritische Nachfragen von Menschen, die die Fachsprache nicht beherrschen, das Potenzial hätten, dazu anzuregen, über die je eigenen soziologischen Vorstellungen nachzudenken und diese zu hinterfragen (vgl. ebd.). Übertragen auf den Workshop hier, *gerieten* die Pflegestudierenden ebenfalls in das Kommmunikationsfeld einer mitunter fremden Wissenschaft, wodurch sich das Potential zeigte, durch kritische Fragen, aber auch Irritationen und Missverständnissen Kommunikationsprozesse auszulösen, die dazu beitragen, das fachspezifische Begriffssystem zu erschließen. Wenn die Fähigkeit zu kritisieren und Schwächen aufzudecken als Indikatoren für Intellektualität an deutschen Hochschulen zählen (vgl. ebd.), gehört das Hinterfragen der eigenen wissenschaftlichen Legitimität und das Anzweifeln zum Lernprozess dazu. Anders ausgedrückt: Um soziologisch denken, sprechen und schreiben zu lernen, aber auch auf der Suche nach dem je eigenen Platz im wissenschaftlichen Feld, müssen in der Lehre die Voraussetzungen geschaffen werden, kritisch-konstruktiv die eigenen Vorstellungen, Zusammenfassungen und Ideen ‚im Mit-tun' diskutieren zu können.

Endresümee

Unter den Prämissen, dass ein Ausschnitt des sozialen Zusammenlebens der Menschen als genuin pflegewissenschaftlich gilt und zu dessen Bearbeitung die Soziologie als Lieferantin von Methoden eine Bereicherung darstellt, durfte ich am 22.01.2018 referieren. Angesichts dieses Lehrerlebnisses, das ich im Nachgang als problematisch im Hinblick auf die Frage nach den „richtigen" Lehrformen im Rahmen der Akademisierung von Gesundheits- und Pflegefachberufen erlebte, zeigt sich in der Rekonstruktion dessen, wie ich gehandelt habe und handle, sowohl der Respekt davor Methoden und Methodologien als Gesundheitswissenschaftlerin zu erlernen und zu lehren, als auch die eigene Forschung im

Feld der Pflegewissenschaften zu legitimieren. Diese Erkenntnis ergab sich dadurch, dass in Richtung der Promovierenden ganz analog zu meinen erlebten Ungereimtheiten und Fragen beim Erlernen von Soziologie, an ähnlichen Stellen im Verlauf des Workshops Irritationen, Fragen und Ungereimtheiten aufkamen. Dieser Befund bestätigt erneut die theoretische *Idee der lebensweltlichen* Ethnographie (vgl. Honer 2011:15, Hitzler/Eisewicht 2016), dass das eigene Erleben maßgeblich für unsere Situationsestimmung ist (vgl. Thomas 1978). Hier führte das Erleben zu einem *Perspektivenwechsel* vom Einblick zum „Durch-Blick sozusagen durch die 'Augen' der Akteure hindurch" (Hitzler 2017b:298), wie es von Alfred Schütz propagiert wird. Gewollt ist, das mögliche Erleben der Teilnehmenden und deren An-Sichten zu rekonstruieren und zu reflektieren. Die Verwirrung, die hier zustande kommt, ist diejenige klären zu müssen, um welche An-Sichten es eigentlich geht: um die der Lehrenden, um die der Lernenden oder um die der sich legitimierenden Wissenschaftlerinnen und Wissenschaftler? Genau jene Zwitterfunktion aus lehrendem-lernendem-legitimierendem Akteur interpretiere ich als spezifischen Vermittlungstypus im "Mit-tun' und 'Er-leben" zu lernen. Ich schlage nun vor den Akademisierungsprozess der Pflegewissenschaften als Anlass zum Überdenken in dem Sinne zu begreifen, wie es möglich ist, zu fachwissenschaftlich plausiblen Erkenntnissen zu kommen. Sich als einen spezifischen Typus des Lehrens zu betrachten, soll hier nur als Impuls für einen Erkenntnisprozess verstanden werden, zu dem vermutlich viele Andere, die rekonstruktiv-interpretative Verfahren lehren, etwas beisteuern könnten. Erlebt habe ich Herausforderungen im Vermitteln von wissenschaftlich begründetem soziologischem Wissen. Bewusst wurde mir die Parallele meines akademischen Hintergrundes zu dem der anwesenden Pflegepromovierenden. Erkannt habe ich die Problemstellung, als Gesundheitswissenschaftlerin *soziologisch zu werden*. Die

Vermittlungssituation erwies sich hierbei als Fundgrube dafür, wie mit diesem Problem umgegangen werden kann. Weiterschreiben ließe sich die begonnene Typologie mit kontrastierendem Blick auf die Formen des Lehrens der beiden anderen Vortragenden. Beide sind vermutlich komplementäre Erscheinungsformen, die über unterschiedliche Wissensbestände verfügen.

6. Ausblick

Das praktizierte Workshop Format bestehend aus Beteiligten mit unterschiedlichen akademischen Hintergründen, die unterschiedliche Theorien vertreten und mit unterschiedlichen interpretativ-rekonstruktiven Methoden arbeiten, kann aus der hier eingenommenen theoretischen Sicht, eine Erscheinungsform im Rahmen der Akademisierung der Pflegwissenschaften darstellen. Aus dem Fundus mannigfaltiger Formen der Wissensvermittlung, erwies sich das *gemeinsame Interpretieren* in Kleingruppen an ausgewähltem Datenmaterial zum Erproben der zuvor theoretisch dargestellten Methodik als typische Form. Die Rekonstruktion dieser Form der Wissensvermittlung bringt Erkenntnisse zu den spezifischen Anforderungen an die Ausbildung von Pflegewissenschaftlerinnen und Pflegewissenschaftlern im Erlernen und Praktizieren von Methodologien und Methoden zu Tage. Das *gemeinsame Interpretieren* vor unterschiedlichen theoretischen Hintergründen diente hier nicht nur als Mittel der Ausbildung dazu, die vertretene Interpretationsform zu differenzieren und zu kanonisieren, den eigenen Nachwuchs zu schulen und zu rekrutieren und die Qualität sowie Sicherheit im Interpretieren zu ermöglichen, sondern sie diente auch dazu, die Gültigkeit der eigenen Interpretationen zu verbessern und die Subjektivität der Einzelinterpretation zu objektivieren (vgl. Reichertz 2013:50). Damit wird es gleichermaßen zum Auswertungs- und Legitimationsmittel. Und damit ermöglicht

es ‚im Mit-tun und Er-leben' die Haltung des methodischen Zweifels ‚zu lernen'. Dass das Problem des Interpretierens und des
unaufhörlichen Zweifelns und Transparent Machens durch keine
Methode gelöst werden kann, lässt sich aus jener Vermittlungs-
form typischerweise rekonstruieren. Erst der Mut, die eigenen
Deutungen gegen den Deutungswiderstand der Anderen zu plausibilisieren, erlaubt die Einfältigkeit alltäglicher Interpretationsleis-
tungen zu überwinden und erfüllt die Pflicht, die wissenschaftlichen
Kriterien darzulegen (vgl. Hitzler/Eisewicht 2016:62, Soeff-
ner/Hitzler 1994). Dies erfordert insbesonderen eines. Es erfordert
die Bereitschaft des *Perspektivenwechsels*. Das heißt, die Bereitschaft über das eigene fraglose Vor-Wissen zu Theorien und Methoden mit einem fremden theoretischen und methodischen Blick
auf das je interessierende Phänomen zu schauen und „mit funda-
mentalen Brüchen zu rechnen, wie man Dinge sieht und Situationen behandelt" (Schütz 1972:63). Erst jener methodische Zweifel
an der eigenen Methode, Interpretation und Explikation und vielleicht sogar an der eigenen Person - wie es hier in Ansätzen praktiziert wurde - erlaubt es, die fachwissenschaftlichen Gewissheiten
zu hinterfragen und zu präzisieren. Inwiefern aus Lernstrategien
möglicherweise Lehrstrategien werden, sehe ich als zu reflektie-
rendes Moment - womit wir bei der eingangs gestellten Frage sind:
„Wie all das, - sprich die Vermittlung von Methodologien und Methoden für Studierende der Pflegewissenschaft - funktionieren
kann?"

Literatur

Axmacher, Dirk (1991): *Pflegewissenschaft – Heimatverlust der
    Krankenpflege?* In: Rabe-Kleberg, Ursula u.a. (Hrsg.): *Pro Per-
    son: Dienstleistungsberufe in der Krankenpflege, Altenpflege
    und Kindererziehung.* Bielefeld. S. 120 – 138

Bartholomeyczik, S.; Halek, M.; Sowinski, C.; Besselmann, K. (2006): *Rahmenempfehlungen zum Umgang mit herausforderndem Verhalten bei Menschen mit Demenz in der stationären Altenhilfe*. Bundesministerium für Gesundheit (BMG) (Hg.). Online   verfügbar   unter https://www.bundesgesundheitsministerium.de/fileadmin/fa_red aktion_bak/pdf_publikationen/Forschungsbricht_Rahmenempfehlu ngen_Umgang_Demenz.pdf

Beck, Ulrich (1995): *Eigenes Leben*. In ders. u.a (Hrsg.). *Eigenes Leben*. München: C.H. Beck, S. 9-174.

Beck, Ulrich (1997) (Hrsg.): *Kinder der Freiheit*. Frankfurt a.M.: Suhrkamp.

Behrens, Johann; Langer, Gero (2004): *Evidence-based Nursing. Vertrauensbildende Entzauberung der „Wissenschaft". „Qualitative" und „quantitative" Methoden bei täglichen Pflegeentscheidungen*. Bern: Hans Huber.

Berger, Peter L.; Luckmann, Thomas (1969): *Die gesellschaftliche Konstruktion der Wirklichkeit. Eine Theorie der Wissenssoziologie*. Frankfurt: Fischer.

Bundesministerium für Familie, Seniorgen, Frauen und Jugend (BMFSFJ) (2016): *Siebter Altenbericht. Sorge und Mitverantwortung in der Kommune – Aufbau und Sicherung zukunftsfähiger Gemeinschaften und Stellungnahme der Bundesregierung*. https://www.bmfsfj.de/blob/120144/2a5de459ec4984cb2f83739 785c908d6/7--altenbericht---bundestagsdrucksache-data.pdf

Burzan, Nicole (2018): Einleitung. In: Burzan, Nicole; Hitzler, Ronald: *Typologische Konstruktionen. Prinzipien und Forschungspraxis* (Hrsg.). Wiesbaden: Springer. S. 1-10.

Brandenburg, Hermann; Dorschner, Stephan (2007). *Pflegewissenschaft 1. Lehr- und Arbeitsbuch zur Einführung in das wissenschaftliche Denken in der Pflege.* Bern: Huber.

Calvert, Kristina (2011): *Philosophieren mit Kindern – Gelingensbedingungen eines Unterrichtsprinzips.* In: Hidalgo, Oliver; Rude, Christoph; Wiesheu, Roswitha (Hrsg.): *Philosophieren in Schulen und Kindertagesstätten: Interdisziplinäre Voraussetzungen - Methodische Praxis - Implementation und Effekte* . Berlin: Lit Verlag. S. 142-153.

Corbin, Juliet; Strauss, Anselm (2008): *Basics of Qualitative Research.* 3. Auflage. Sage: Thousand Oaks.

Dammert, Matthias; Keller, Christine; Beer, Thomas; Bleses, Helma (2016): *Person-Sein zwischen Anspruch und Wirklichkeit. Eine Untersuchung zur Anwendung der IntegrativenValidation und der Basalen Stimulation in der Begleitung von Personen mit Demenz.* Weinheim: Beltz Juventa.

Dausien, Bettina (2007): *Reflexivität, Vertrauen, Professionalität. Was Studierende in einer gemeinsamen Praxis qualitativer Forschung lernen können Diskussionsbeitrag zur FQS-Debatte "Lehren und Lernen der Methoden qualitativer Sozialforschung".* In: Forum Qualitative Sozialforschung / Forum: Qualitative Social Research, Vol 8, No 1.

Dellwing, Michael (2014): *Zur Aktualität von Erving Goffman.* Wiesbaden: Springer.

Dettmers, Stephan (2015*): Entwicklungslinien und Perspektiven hinsichtlich Ausbildung und Akademisierung sozialer und gesundheitsorientierter Berufe.* In: Klebl, Michael; Popescu-Willigmann, Silvester (Hrsg.): *Handbuch Bildungsplanung : Ziele und Inhalte beruflicher Bildung auf unterrichtlicher, organisationaler und politischer Ebene Silvester.* Bielefeld: Bertelsmann. S. 391-416.

Dilthey, Wilhelm (1900). *Die Entstehung der Hermeneutik.* In: Dilthey, Wilhelm: *Gesammelte Schiften Bd. 5 (317-331).* U.a. Leipzig. S. 1962ff.

Douglas, Jack D. (1976): *Investigative Social Research.* Beverly Hills.

Eisewicht, Paul (2015): *Die Kunst des Reklamierens. Beitrag zum Verständnis von Konsum als Handlungsproblem.* Wiesbaden: Springer Ernst, Wiebke.

Ernst, Wiebke; Jetzkowitz, Jens; König Matthias; Schneider, Jörg (2002): *Wissenschaftliches Arbeiten für Soziologen.* München, Wien: R. Oldenbourg Verlag.

Foucault, Michael (1980): *Schriften in vier Bänden. Dits et Ecrits - Band IV.* Suhrkamp.

Goethe von, Johann Wolfgang (1986): *„Faust I".* Stuttgart: Reclam.

Goffman, Erving (1977): *Rahmen-Analyse.* Suhrkamp: Frankfurt am Main.

Goffman, Erving (1989). *On Fieldwork.* Transcribed and edited by Lyn H. Lofland. In: *Journal of Contemporary Ethnography.* Vol. 18. No. 2. S. 123-132.

Heath, Christian; Hindmarsh, Jon; Knoblauch, Hubert; Luff, Paual (2016): *Praktische Hermeneutik.* In: Burzan, Nico le; Hitzler, Ronald, Kirschner, Heiko (Hrsg.). *Materiale Analyse. Methodenfragen in Projekten.* Springer, Wiesbaden, S. 189-214.

Heinze, Rolf, G.; Klie, Thomas; Kruse, Andreas (2015): *Subsidiarität revisited. Sozialer Fortschritt: Vol. 64, Subsidiarität als Zukunftsmodell,* S. 131-138. https://doi.org/10.3790/sfo.64.6.131b

Hitzler, Ronald (1997): *Perspektivenwechsel. Über künstliche Dummheit, Lebensweltanalyse und Allgemeine Soziologie.* In: *Soziologie (Mitteilungsblatt der DGS),* H. 4, S. 5-18.

Hitzler, Ronald (1999a): *Modernisierung als Handlungsproblem. Individuelle Lebensbewältigung in einer sich wandelnden Welt.* In: Rapp, Friedrich (Hrsg.): Global Village. *Eine Umwelt und vie-*

le Lebensstile (Studium Generale Band 8). Bochum (Projekt). S. 83-105.

Hitzler, Ronald (1999b). *Welten erkunden. Soziologie als (eine Art) Ethnologie der eigenen Gesellschaft.* In: *Soziale Welt* 50. S. 473-482.

Hitzler, Ronald (2002): *Sinnrekonstruktion. Zum Stand der Diskussion (in) der deutschsprachigen interpretativen Soziologie.* In: *Forum Qualitative Sozialforschung/Forum Qualitative Social Research* [Online Journal], 3(2).

Hitzler, Ronald (2007a): *Ethnographie.* In: Buber, Renate; Holzmüller, Hartmut H. (Hrsg.): *Qualitative Marktforschung. Konzepte - Methoden - Analysen.* Wiesbaden: Gabler, S. 207-218.

Hitzler, Ronald (2007c): *Wohin des Wegs? Ein Kommentar zu neueren Entwicklungen in der deutschsprachigen "qualitativen" Sozialforschung.* In: *Forum Qualitative Sozialforschung / Forum: Qualitative Social Research.* 8(3), Art. 4.

Hitzler, Ronald (2017a): *Hunde als Korrelate des Erlebens. Einige phänomenologiebasierte Überlegungen.* In: Burzan, Nicole; Hitzler, Ronald (Hrsg.): *Auf den Hund gekommen. Interdisziplinäre Annäherung an ein Verhältnis.* Wiesbaden: Springer VS, 251–263.

Hitzler, Ronald (2017b): *Kapitulation? Re-Aktionen des Mediennutzers auf die (Um-)Nutzung medientechnologischer Entwicklungen durch seine (vermeintlichen) Gegenspieler.* In: Pfadenhauer, Michaela; Grenz, Tilo (Hrsg): *De-Mediatisierung, Medien – Kultur – Kommunikation.* Wiesbaden: Springer, S. 179-191.

Hitzler, Ronald; Honer, Anne (1988): *Der lebensweltliche Forschungsansatz.* In: *Neue Praxis* 18(6), 496–501.

Hitzler, Ronald; Eberle, Thomas (2000): *Phänomenologische Lebensweltanalyse.* In: Flick, Uwe; Kardorff, Ernst von; Steinke, Ines (Hrsg.): *Qualitative Forschung - Ein Handbuch.* Reinbek b. Hbg.: Rowohlt, S. 109-118.

Hitzler, Ronald; Gothe, Miriam (2015): *Ethnographische Erkundungen. Methodische Aspekte aktueller Forschungsprojekte (Reihe ‚Erlebniswelten`)*. Wiesbaden: Springer

Hitzler, Ronald; Eisewicht Paul (2016): *Lebensweltliche Ethnographie – im Anschluss an Anne Honer*. Weinheim: Beltz, Juventa.

Honer, Anne (1989). *Einige Probleme lebensweltlicher Ethnographie. Zur Methodologie und Methodik einer interpretativen Sozialforschung*. In: *Zeitschrift für Soziologie*, Jg. 18, Heft 4. S. 297-312.

Honer, Anne (1993): *Lebensweltliche Ethnographie: ein explorativ-interpretativer Forschungsansatz am Beispiel von Heimwerker-Wissen*. Wiesbaden: Deutscher Universitäts-Verlag.

Honer, Anne (2011): *Kleine Leiblichkeiten. Erkundungen in Lebenswelten*. Wiesbaden. Springer.

Hundt, Markus (2000) *Spracharbeit im 17.Jahrhunder*, De Gruyter.

Kant, Immanuel (2017): *Denken wagen: Der Weg aus der selbstverschuldeten Unmündigkeit. [Was bedeutet das alles?]*. Ditzingen: Reclam.

Kleemann, Ken Pierre (2016): *Tragödie der Soziologie oder die Schwierigkeit der Interdisziplinarität. Eine Replik auf Alfred Fuhrs Beitrag „In Parasocial Media we Trust"* zum 8. Interdisziplinären Gespräch „Wege des digitalen Wandels" am 30.01.2015 am Institut für Informatik der Universität. Leipzig. LIFIS-ONLINE [06.07.2016] www.lifis-online.de ISSN 1864-6972.

Keller, Christine (2015): *Freundschaftliche Forschung? Annäherung und Distanzierung beim Betreiben von Ethnographie*. In: Ronald Hitzler und Miriam Gothe (Hrsg.): *Ethnographische Erkundungen. Methodische Aspekte aktueller Forschungsprojekte*. Wiesbaden: Springer, S. 255-273.

Keller, Christine (2018): *„Ich bin ziemlich nervös sag ich ihnen […]. Hoffentlich sieht man das nicht". Zur Dramaturgie von Nervosi-*

tät einer „Expertin" für Emotionen. In: Pfadenhauer, Michaela; Poferl, Angelika (Hrsg.): *Wissensrelationen. Wissensrelationen. Beiträge und Debatten zum 2. Sektionskongress der Wissenssoziologie.* Weinheim: Beltz. S. 407-417.

Keller, Christine; Ziegler, Sven (2018): *„Dauernd wühlste in meinen Schränken, alles kannste brauchen..." (Personen mit) Demenz im Fokus von Typisierung, Kategorisierung und Stereotypisierung.* In: Burzan, Nicole/Hitzler, Ronald (Hrsg.): *Typologische Konstruktionen und kategoriale Klassifikationen.* Wiesbaden: Springer.

Knoblauch, Hubert (2001): *Fokussierte Ethnographie. In: Sozialer Sinn,* Jg. 2, H. 1, 123_141.

Knoblauch, Hubert; Schnettler, Bernt (2010): *Sozialwissenschaftliche Gattungsforschung.* In: Zymner, Rüdiger (Hrsg.): *Handbuch Gattungsforschung.* - Stuttgart : J.B. Metzler , S. 291-294.

Kuhn, Thomas S. (1993): *Metaphor in Science.* In: Ortony, Andrew (Hrsg.): *Metaphor and Thought.* Cambridge University Press. S. 409-419).

Kraimer, Klaus (2008): *‚Form und Stoff' der Fallrekonstruktion.* In: Giebeler, Corelia et al. (Hrsg.): *Fallverstehen und Fallstudien.* Opladen: Barbara Budrich. S. 35 – 52.

Kruse, Andreas Kruse (2017): *Lebensphase hohes Alter: Verletzlichkeit und Reife.* Berlin: Springer.

Luckmann, Thomas (1986), *Grundformen der gesellschaftlichen Vermittlung des Wissens: Kommunikative Gattungen.* In: *Kölner Zeitschrift für Soziologie und Sozialpsychologie. Sonderhefte.* Westdeutscher Verlag, Opladen. 191-211

Luckmann, Thomas (2006): *Die kommunikative Konstruktion der Wirklichkeit. Vortrag am Department of Informational Systems an der London School of Economics and Political Science im Februar 2005.* Aus dem Englischen übersetzt von Mary-Jorda Abraha und Dirk Tänzler. *https://www.phil-fak.uni-*

duesseldorf.de/fileadmin/   Redaktion/   Institu-
te/Sozialwissenschaften/Kommunikations-
_und_Medienwissenschaft/Vowe/SV_Ausschuss/Luckmann_20
06_Kommunikative_Konstruktion.pdf

Matthes, Joachim (1973/2016): *Soziologie ohne Soziologie? Zur
Lage des Soziologiestudiums in der Bundesrepublik.* Zeitschrift
für Soziologie, Band 2, Heft 1, Seiten 47–58,
DOI: https://doi.org/10.1515/zfsoz-1973-0103.

Moses, Simone (2015): *Die Akademisierung der Pflege in
Deutschland. (Projektreihe der Robert-Bosch-Stiftung).* Bern:
Huber.

Pfadenhauer, Michaela (2003): *Professionalität. Eine wissenssoziologische Rekonstruktion institutionalisierter Kompetenzdarstel-
lungskompetenz.* Opladen: Leske + Budrich.

Plessner, Helmuth (1982): *Über die Möglichkeit einer Ästhetik.* In:
ders. (Hrsg.). *Gesammelte Schriften, Band VII.* Frankfurt am
Main: Suhrkamp, S. 51-57.

Reichertz, Joe (2011): *Die Sequenzanalyse in der Hermeneutik.*
Unkorrigiertes Manuskript für das Methodenfestival in Basel.

Reichertz, Joe (2013): *Gemeinsam interpretieren. Die Gruppeninterpretation als kommunikativer Prozess.* Wiesbaden: Springer.

Reim, Thomas; Riemann, Gerhard (1997): *Die Forschungswerk-
statt. Erfahrungen aus der Arbeit mit Studentinnen und Studen-
ten der Sozialarbeit/Sozialpädagogik und der Supervision.* In:
Jakob, Gisela; Wenierski von, Hans-Jürgen (Hrsg.): *Rekonstruktive Sozialpädagogik. Konzepte und Methoden sozialpä-
dagogischen. Verstehens in Forschung und Praxis.* Weinheim:
Juventa, S. 223 – 238.

Rennen-Allhoff, Beate; Schaeffer, Doris (2000): *Handbuch Pflegewissenschaft.* Weinheim: Beltz Juventa.

Soeffner, Hans-Georg (1985). *Anmerkungen zu gemeinsamen
Standards standardisierter und nicht-standardisierter Verfahren*

in der Sozialforschung. In: Kaase, Max; Küchler, Manfred Küchler (Hrsg.). *Herausforderungen der Empirischen Sozialforschung*. Mannheim: ZUMA. S. 109-126.

Soeffner, Hans-Georg (1989): *Auslegung des Alltags – Der Alltag der Auslegung*. Suhrkamp: Frankfurt am Main.

Soeffner, Hans-Georg; Hitzler, Ronald (1994): *Hermeneutik als Haltung und Handlung. Über methodisch kontrolliertes Verstehen*. In: Schröer, Norbert (Hrsg.): *Interpretative Sozialforschung*. Opladen (Westdeutscher). S. 28-55.

Schütz, Alfred (1971): *Das Problem der Relevanz*. Frankfurt a. M.: Suhrkamp.

Schütz, Alfred (1972): *Der Fremde*. In: Alfred Schütz. *Gesammelte Aufsätze. Bd. 2: Studien zur soziologischen Theorie*. Den Haag. S. 53-69.

Strauss, Anselm (1994): *Grundlagen qualitativer Sozialforschung*. Stuttgart: Fink Verlag.

Strauss, Anselm; Corbin, Juliet (1990): *Basics of Qualitative Research. Grounded Theory Procedures and Techniques*. Sage: London.

Steinke, Ines (2004): *Gütekriterien qualitativer Forschung*. In: Flick, Uwe ; kardoff von, Ernst; Steinke, Ines (Hrsg.): *Qualitative Forschung*. Reinbek: Rowohlt. S. 319 – 331.

Takeuchi, Hirotaka; Nonaka, Ikujiro (2004): *Hitotsubashi on knowledge management*. Singapore: John Wiley & Sons Asia.

Thomas, Jefferson, I. (1978): *The Definition of the Situation*. In: Manus, Jerome, G.; Meltzer, Bernhard (Hrsg.): *Symbolic Interaction*. Boston: Allyn and Bacon, S. 254-257.

Weber, Max (1921/1972): *Wirtschaft und Gesellschaft: Grundriss der verstehenden Soziologie*. Tübingen: Mohr.

Kontakt: keller@nar.uni-heidelberg.de

Über die Autorinnen/den Autor

Beatrix Doettlinger, Dr. rer medic, M.Sc. Nursing,
Arbeitsschwerpunkte: Dozentin im Gesundheitswesen, tätig in der Aus-, Fort- u. Weiterbildung, Teamentwicklung, Coaching in der Altenpflegepraxis
Kontakt: beatrix.doettlinger@t-online.de

Michael Jonas, Dr. habil., Senior Researcher am Institut für Höhere Studien, Wien, Privatdozent für Soziologie an der Europauniversität Viadrina Frankfurt/Oder
Arbeitsschwerpunkte: praxistheoretisch basierte empirische Forschung zu Aspekten von Stadt und Raum, sozialökologische Transformation und Nachhaltigkeit, Produktion und Konsumtion, Alltagskunst, Care und anderen
Kontakt: jonas@ihs.ac.at

Christine Keller, M.Sc. Public Health, B.Sc. Physiotherapie, Doktorandin am Institut für Soziologie der Technischen Universität Dortmund, Kollegiatin des Netzwerk Alternsforschung (NAR) der Universität Heidelberg.
Arbeitsschwerpunkte: Hermeneutische Wissenssoziologie, Methoden der explorativ-interpretativen Sozialforschung, Demenzforschung (Kommunikation, Umgang, Vermittlung), Wirkung und Vermittlung nichtmedikamentöser Verfahren, Konzeptionelle Begleitung in der Altenpflegepraxis
Kontakt: keller@nar.uni-heidelberg.de

Sabine Ursula Nover, Dr., Jun.-Prof. LS Methodologie und Qualitative Methoden in der Pflege- und Gesundheitsforschung, Philosophisch-Theologische Hochschule Vallendar.

© Springer Fachmedien Wiesbaden GmbH, ein Teil von Springer Nature 2020
S. U. Nover, *Theoriegeleitete Forschungswege in der Pflegewissenschaft*, Vallendarer Schriften der Pflegewissenschaft 4, https://doi.org/10.1007/978-3-658-28077-2

170

Arbeitsschwerpunkte: Methodeneinsatz und –entwicklung für kommunikativ herausfordernde Settings (Menschen mit demenziellen Erkrankungen, Interkulturalität), Ethnographie, rekonstruktive Sozialforschung, Methodenvermittlung
Kontakt: snover@pthv.de

Printed in the United States
By Bookmasters